Hôpital, ce qu'on ne vous a jamais dit...

Michaël Peyromaure

Hôpital, ce qu'on ne vous a jamais dit...

Albin Michel

Ce livre est dédié à Mme Andrée Alain

Sommaire

Introduction 11

PARTIE I. L'HÔPITAL A TENU !

1. La mobilisation ou l'ennui 17
2. Les anesthésistes et réanimateurs, de l'ombre à la lumière 25
3. Les infirmières et aides-soignantes, gardiennes du temple 32
4. Les urgences… évaporées ! 42
5. L'union sacrée 49
6. Le progrès, envers et contre tout 54

PARTIE II. LE SYSTÈME EST MALADE

1. La fin d'un modèle 65
2. L'administration, autorité suprême ou armée mexicaine ? 71
3. Les médecins, victimes consentantes 87
4. Les patients, enfants gâtés... et dupés 102

5. Les parasites, mythe ou réalité ?. 119
6. Les externes et internes, entre ancien et nouveau monde 131
7. Les éternels oubliés 138
8. Les boulets, sans honte et sans reproche 154

PARTIE III. ET MAINTENANT ?

1. Le triomphe de l'État-providence 163
2. La défaite de l'hôpital-entreprise 173
3. La moindre des choses 182
4. La bombe à retardement 194
5. Le monde connecté 201
6. Les politiques, responsables… jamais coupables 208
7. L'heure des choix. 219

Conclusion 235

Remerciements 239

Introduction

De l'avis de tous les experts en santé publique, la pandémie de Covid-19 aura été la pandémie la plus grave depuis celle de la grippe dite « espagnole », qui avait touché près d'un quart de la population mondiale et causé plusieurs dizaines de millions de morts en 1918 et 1919. Outre ses ravages sanitaires, la crise actuelle aura des répercussions économiques considérables.

Au plus fort de la tempête, les différents acteurs de la santé ont déployé des efforts inédits pour affronter la vague. En première ligne, les médecins généralistes étaient tenus de réaliser les soins initiaux, puis de trier les formes sévères ne pouvant être prises en charge à domicile. À l'autre bout de la chaîne, c'est tout naturellement vers l'hôpital public qu'ont afflué les cas les plus lourds. Durant toute cette période, l'hôpital a donc été soumis à rude épreuve. Il a dû se réorganiser entièrement autour de cet événement extraordinaire. Les services de réanimation se sont trouvés brutalement saturés, tandis que les services conventionnels ont été totalement restructurés.

Le cataclysme est arrivé dans un contexte bien particulier. L'hôpital faisait alors déjà l'objet d'une grande agitation médiatique. Beaucoup d'articles de presse, d'ouvrages et de reportages télévisés le décrivaient comme étant au bord du gouffre. On y rapportait des faits divers choquants, des témoignages indignés et des coups de gueule. On y dénonçait le manque de moyens, la désespérance des soignants et la mise en danger des malades. Au cours de l'année 2019, un « collectif inter-urgences », organisé par certains membres du personnel paramédical après l'agression d'un agent hospitalier, avait fait beaucoup de bruit. Il avait été rapidement relayé par un « collectif inter-hôpitaux » regroupant tous les professionnels et usagers de l'hôpital public. Chose rare, le 14 novembre, des milliers de personnes avaient défilé dans la rue avec comme mot d'ordre de « sauver » l'institution. Leurs revendications portaient sur l'amélioration des conditions de travail et l'augmentation des budgets hospitaliers. Une enquête d'opinion avait révélé que le mouvement était soutenu par 90 % de la population.

Le 20 novembre 2019, le Premier ministre, Édouard Philippe, et la ministre de la Santé de l'époque, Agnès Buzyn, avaient donc présenté un « plan d'urgence » pour l'hôpital public. Parmi les mesures annoncées, la plus spectaculaire était la reprise partielle par l'État de la dette des hôpitaux, à hauteur de dix milliards d'euros sur trois ans. Pour qu'une proposition aussi coûteuse soit lancée par un gouvernement déjà très contraint sur le plan budgétaire, et qui venait en outre de sacrifier dix-sept milliards pour calmer la colère des « gilets jaunes », il fallait vraiment que le moment soit grave. Il fallait que l'hôpital soit tombé très bas et que plane la menace d'un péril sanitaire imminent. Et c'est ce qui est arrivé ! La suite a montré que l'on pouvait compter plus sur nos soignants que sur nos dirigeants.

PARTIE I

L'HÔPITAL A TENU !

1

La mobilisation ou l'ennui

La France a représenté le septième foyer dans la chronologie de contagion du virus.

À l'Assistance publique-Hôpitaux de Paris (AP-HP), les deux premières unités de réanimation à voir affluer un grand nombre de cas sévères ont été celles de la Pitié-Salpêtrière et de Bichat. L'hôpital Cochin, où j'exerce, a fait partie, avec bien d'autres, de la deuxième vague. La couronne de Paris commençait déjà à manquer de places. Le plan était le suivant : il fallait vite dégager du personnel compétent, en premier recours des médecins et infirmières anesthésistes, créer dans chaque bâtiment de l'hôpital des zones d'isolement pour les patients infectés, et libérer du matériel de toutes sortes, dont les fameux respirateurs.

Comme tous les services de chirurgie, le nôtre a été prié de limiter au strict minimum son activité. Jeudi 12 mars, au moment de commencer notre rituelle réunion hebdomadaire de programmation opératoire, les cadres m'ont mis sous les yeux un papier signé de la direction de l'AP-HP et exhortant tous les chefs de service de chirurgie à réduire d'au moins 50 % le nombre d'interventions. J'ai eu du mal à croire ce que je lisais, tant l'injonction était brutale. Mon premier réflexe a été de dire à l'auditoire : « Non, je ne sacrifierai pas autant de malades. » Puis j'ai vite compris que l'heure était grave et qu'il n'y avait pas d'autre choix.

Le lendemain matin, une réunion associant la direction et tous les responsables des services chirurgicaux eut lieu à 7 h 30 dans le département d'anesthésie-réanimation, réunion au cours de laquelle fut actée la fermeture jusqu'à nouvel ordre de toute l'unité de chirurgie ambulatoire. La semaine suivante, nous avions plus de soixante interventions prévues en urologie : quarante en chirurgie conventionnelle et vingt en ambulatoire. Moins de vingt ont été maintenues, pour la plupart des cancers et des urgences, les autres ayant toutes été reportées *sine die*. Comme chacun sait, les chirurgiens aiment opérer. Cette réduction soudaine et massive de l'activité a donc causé beaucoup de désarroi. Mais elle a généré aussi beaucoup de désordre, car il a fallu rapidement appeler les patients pour leur annoncer la mauvaise nouvelle. Certains n'étaient pas joignables. D'autres râlaient car leur bloc avait déjà été décalé. Quelques-uns étaient inquiets car ils avaient suspendu un traitement anticoagulant en vue de l'opération. Enfin, il y avait ceux qui essayaient de négocier. Ils avaient pris leurs dispositions vis-à-vis de leur employeur, ou s'étaient déjà procuré leurs billets de train pour venir à Cochin.

La consultation aussi a fait les frais de coupes franches. Certains chirurgiens naïfs, dont j'étais, ont cru dans un premier temps que l'on pourrait au moins sauver cette partie de notre activité. C'était sans compter sur la décision présidentielle du 16 mars d'instaurer un confinement pour tous nos concitoyens. Une semaine plus tard, le lundi 23 mars, je ne voyais en consultation que sept patients au lieu des quarante habituels. En dix jours, une chape de plomb s'était abattue sur le service : report de presque tous les blocs, annulation des visites au chevet des patients, arrêt des réunions de service, allègement des effectifs… Une paralysie qui allait durer plus de deux mois.

Les Français se sont alors massivement mis au télétravail. Dans le domaine médical, des dispositions nationales ont été prises en urgence pour faciliter les consultations à distance, et pour que ces dernières soient intégralement remboursées. Si beaucoup de centres privés étaient déjà rompus aux téléconsultations, et équipés à cette fin, l'hôpital public a une fois de plus montré de sérieuses carences. Certes, l'AP-HP a rapidement installé une grande plateforme dans le XIIe arrondissement de Paris pour le suivi à domicile des malades atteints du virus. Mais pour tous les autres, ceux qui n'étaient pas touchés par l'épidémie, chacun a dû faire avec les moyens du bord. Chaque médecin, chaque chirurgien, s'est trouvé dans l'obligation de contacter ses patients. Nous n'avons pas de webcam à l'hôpital. Tout s'est donc fait par téléphone ou par mail.

L'idée était bien sûr de restreindre les allées et venues à l'hôpital. Il fallait conserver seulement les consultations urgentes, en particulier les annonces de cancer ou la prise en charge des complications postopératoires. Bien que fastidieuse, la tâche de report de rendez-vous a apporté son lot de cocasseries. D'abord, en téléphonant aux gens nous avons pu constater par nous-mêmes ce que certains médias rapportaient : énormément de Parisiens avaient fui la ville pour se réfugier en province. Et sans faire de grandes statistiques, il était manifeste que l'île de Ré avait été un choix prisé. Ensuite, nous avons appris à cette occasion que le confinement à la maison pouvait modifier la survenue de certaines pathologies. Dans notre service d'urologie, nous suivons une multitude de femmes pour des cystites à répétition. Quelle n'a pas été notre surprise d'apprendre qu'en restant cloîtrées elles en souffraient beaucoup moins ! Sans doute prenaient-elles le temps de boire davantage. Sans doute aussi allaient-elles plus régulièrement vider leur vessie. Mais si les infections urinaires diminuaient, un autre domaine de l'urologie avait plutôt tendance à s'amplifier. Une de nos assistantes assure chaque semaine une consultation d'andrologie ; elle s'occupe spécifiquement des problèmes d'érection. Quand elle a appelé ses patients pour reporter leur rendez-vous, tous ou presque ont cru vivre la fin du monde. Ils avaient beaucoup moins peur du virus que de manquer de Viagra !

Pendant que les services de chirurgie se morfondaient, la vie était nettement plus tumultueuse au SAMU et dans les services accueillant les malades atteints du virus : la réanimation surtout, mais aussi la pneumologie, les maladies infectieuses et la médecine interne. Les membres du personnel de ces services auront été les grands vainqueurs de la crise. Ce sont eux, les vrais héros. Comme ce jeune infirmier, qui a livré un superbe récit dans la presse écrite : « [...] Ce dont je souffre le plus, avec cette épidémie, c'est de ne plus avoir le temps de prendre un instant pour discuter avec un malade, le rassurer, alors que tous en ont encore plus besoin que d'ordinaire puisque les visites de leurs proches sont interdites, sauf en fin de vie. Au début de la crise, je leur demandais comment ils vivaient le confinement, et puis j'ai arrêté, sans vraiment m'en rendre compte. Parce que j'ai la tête dans le guidon, parce que nous limitons les allées et venues dans les chambres pour endiguer la contagion, parce que nous sommes submergés de travail et de stress. [...] Et puis la vidéo, circulant sur le Net, d'un patient que j'avais pris en charge au tout début m'a fait l'effet d'un boomerang : il se filmait dans sa chambre, il avait maigri, il pleurait. Tout à coup, j'ai pris conscience que je n'avais pas pris de ses nouvelles : je le croyais sorti mais il venait de passer dix jours en réanimation. Et moi, je venais de passer dix jours à travailler à la chaîne, en soignant les corps, mais sans pouvoir faire attention aux âmes. [...] L'homme qui livre les chariots repas de la cuisine centrale, quelqu'un que je côtoie depuis des années, est hospitalisé dans mon service. Et je n'ai pas encore eu le temps de passer lui dire bonjour. [...] Il y en avait deux en soins palliatifs à qui je faisais régulièrement des soins de confort ; un autre revenait de réanimation et je devais le surveiller pour prévenir une rechute ; un a décompensé brusquement, j'ai dû augmenter son alimentation en oxygène et lui faire faire des examens supplémentaires. J'avais aussi un Irakien qui ne parle pas français et à qui on suspecte une tuberculose en sus du coronavirus, ainsi qu'un couple oxygéno-dépendant que l'on s'est arrangé pour installer dans la même chambre. Le huitième patient est arrivé en cours de journée. Au moment où je devais finir mon service, à 21 h 30, j'ai dû aspirer en urgence les glaires d'un malade pour l'empêcher de s'étouffer. [...] »

J'ai rapidement envié ceux qui avaient les mains dans le cambouis. Quand j'ai écrit fin mars à l'un des responsables de la réanimation de Cochin pour lui proposer mes services, il m'a vivement remercié mais rétorqué qu'il n'avait pas besoin de main-d'œuvre médicale supplémentaire. Il m'a alors suggéré de m'inscrire à un centre de « planification » destiné, si j'ai bien compris, à programmer les besoins en ressources humaines et organiser des circuits logistiques au sein du groupe hospitalier. Je n'ai pas donné suite.

Je ne suis pas le seul à avoir été éconduit. Une anesthésiste avec qui j'ai eu la chance de travailler pendant cinq ans a vécu une expérience bien plus douloureuse. Ce médecin « à l'ancienne » a consacré sa vie à son métier, toujours à l'hôpital public, avec comme seule préoccupation l'intérêt des patients et en faisant abstraction de toutes les réglementations absurdes empilées au fil du temps. Une vraie sainte, telle que nous n'en verrons probablement plus. Bien que son âge ne l'autorisait plus à travailler comme salariée du public, elle continuait jusque-là à assurer quelques vacations au bloc en tant qu'intérimaire, semblant ne pas pouvoir décrocher. Voici le message qu'elle m'a envoyé : « La situation étant grave, j'ai proposé une forme de bénévolat auprès du bureau médical et je devais signer un contrat. En effet, le bénévolat n'a jamais été envisagé dans cette administration. Tu me connais assez bien pour savoir que mon intention était de rester et d'aider au mieux les équipes que je connais bien. Subitement, avec des explications très sirupeuses, on m'a expliqué qu'en raison de mon âge je ne devais plus venir à Port-Royal car des lits Covid-19 étaient ouverts en ambulatoire et qu'ils avaient trouvé de toute façon à me remplacer sur mes journées d'intérim. [...] Ce n'est pas le moment de polémiquer car la situation est trop préoccupante. Uniquement pour t'expliquer mon absence et l'immense culpabilité de ne pas être auprès des patients en ce moment. »

Dans le service, nous avons fini par plonger dans une sorte de désolation. Nous étions au point mort. C'était très calme, mais pas du tout apaisant ! Mes assistants et moi n'avions jamais eu aussi peu de choses à faire. Les messages de soutien que nous recevions de patients ou de proches nous touchaient, mais nous renvoyaient à l'absurdité de notre situation. Lorsque j'ai été invité par une chaîne d'information continue à intervenir un soir sur un plateau de télévision, j'ai immédiatement prévenu l'assistante de programmation que je ne serais pas en mesure de rapporter des données fiables sur l'épidémie virale. N'étant ni infectiologue ni réanimateur, je n'étais pas directement impliqué dans la lutte contre cette nouvelle pathologie. À ce titre, je pourrais parler seulement de ce qui se passait dans les services comme le mien, davantage en sous-activité qu'en surchauffe. L'assistante m'a répondu qu'elle prenait acte de cette précision utile, et que les questions posées seraient conformes à ce contexte singulier. Quelques heures plus tard, je me retrouve donc « en direct » face à un animateur polémiste et à trois journalistes. La première question porte bien sur la réorganisation des services de chirurgie. Réponse facile, c'est du vécu. Puis arrive la deuxième, sur l'ampleur de l'épidémie. Je m'en sors par quelques banalités. Viennent ensuite une multitude de questions sur la contagiosité du virus et les mesures de confinement. J'essaie de tenir la route mais je ne suis plus très sûr de grand-chose. La fin de l'émission est consacrée à des considérations plus politiques, avec la question fatidique : « Professeur, faites-vous confiance au gouvernement actuel pour gérer l'épidémie ? ». Voilà comment, pour alimenter l'information en continu, certains médias se sentent obligés de procéder. Et voilà comment, pour tuer le désœuvrement et flatter mon ego, je suis tombé dans le piège.

2

Les anesthésistes et réanimateurs, de l'ombre à la lumière

Durant ces longues semaines, les médecins les plus sollicités à l'hôpital ont évidemment été les anesthésistes et les réanimateurs. C'est sur eux qu'a pesé la plus lourde responsabilité. Pendant que d'autres comme moi ne savaient pas quoi faire, eux avaient pour mission de sauver la vie des patients les plus durement affectés. Dès le premier afflux de malades, c'est un collègue réanimateur qui m'a expliqué en quoi cette nouvelle maladie était différente de la grippe classique. Outre ses spécificités épidémiologiques et sa forte contagiosité, il avait rapidement mis le doigt sur trois autres particularités : les personnes jeunes et en bonne santé n'étaient pas épargnées, la détresse respiratoire survenait très vite après l'apparition des premiers symptômes, et la durée de l'assistance respiratoire était particulièrement longue, allant de deux à quatre semaines.

Depuis toujours, l'anesthésie et la réanimation sont des disciplines de l'ombre. Les deux sont d'ailleurs intimement liées. Un médecin anesthésiste est nécessairement formé en réanimation, et vice versa. Contrairement aux autres spécialités, les anesthésistes et les réanimateurs n'ont pas vraiment de patientèle : les réanimateurs sauvent des vies, mais ils interviennent ponctuellement et dans l'anonymat. Et pour cause, quand on est à l'article de la mort on ne choisit pas son médecin ! Quant aux anesthésistes, ils ne voient leurs patients qu'avant, pendant ou juste après l'intervention chirurgicale. Ce sont les chirurgiens qui font la démarche diagnostique en amont et qui assurent le suivi en aval.

Les réanimateurs ont dû s'adapter à l'arrivée massive de patients relevant de soins particulièrement complexes. Si j'ai bien retenu la leçon, les patients infectés par le coronavirus à un stade sévère devaient être couchés sur le ventre, afin de libérer au mieux les alvéoles pulmonaires qui permettent à l'air d'oxygéner les poumons. Cette position inhabituelle, en plus de la gestion technique des respirateurs et des strictes mesures d'hygiène, compliquait énormément leur prise en charge. Cela étant dit, les réanimateurs sont finalement restés dans leur environnement quotidien. Certains ont sans doute été mobilisés dans une autre unité de réanimation que la leur, mais ils n'ont pas vécu de véritable bouleversement ni de transfert de tâches.

Les anesthésistes, en revanche, ont dû être sacrément secoués ! Eux qui étaient habitués à l'atmosphère feutrée des blocs et à un certain confort d'exercice, ont été priés d'aller aider en réanimation, où les conditions sont très différentes. Pour bien comprendre ce qu'est devenue aujourd'hui l'anesthésie à l'hôpital, un petit rappel s'impose. Il faut savoir qu'en vingt ans les binômes anesthésiste-chirurgien ont disparu des services. Les anesthésistes ont commencé à s'occuper indistinctement des patients de tous les chirurgiens. Ils ont aussi cessé d'endormir, puis de suivre les personnes mêmes qu'ils avaient vues avant l'intervention. Un peu moins personnalisé, leur exercice est quand même resté, au début, cantonné à la même équipe. Puis les anesthésistes ont été progressivement « mutualisés ». Ils ont changé régulièrement de service, et par conséquent de spécialité. On a vu ainsi apparaître, selon les besoins du jour, des anesthésistes d'ophtalmologie au bloc d'urologie, d'orthopédie au bloc de chirurgie digestive, de gynécologie au bloc de chirurgie vasculaire… Ce phénomène s'est étendu à l'ensemble de l'hôpital. À tel point qu'aujourd'hui il n'est pas rare de voir arriver, en consultation ou en salle d'opération, un anesthésiste qui n'a jamais travaillé dans la discipline. Il est seulement là une journée, pour combler un trou dans le « planning ».

Cette dépersonnalisation du métier s'est progressivement accompagnée de pratiques rigides et ultra-codifiées. L'anesthésie aura été la première spécialité à se fonctionnariser. Pas question d'endormir un patient sans l'assistance d'une infirmière-anesthésiste, de dépasser l'heure limite au bloc, ou de travailler un lendemain de garde. Jamais des médecins ne sont allés aussi loin dans le respect de la réglementation du travail. Les chirurgiens qui exercent une activité mixte, entre privé et public, en sont les meilleurs témoins. Avec les anesthésistes qu'ils côtoient en clinique, les malades sont vite endormis et tous opérés, même en cas d'imprévu ou de retard. Avec leurs homologues du public, les temps d'anesthésie sont plus longs, les procédures multipliées, et les derniers patients reportés si l'on dépasse une certaine heure.

La coexistence de chirurgiens toujours enclins à opérer et d'anesthésistes à cheval sur les horaires est une source classique de conflits. Comme ce jour où, dans notre service, l'un d'eux a refusé d'endormir un patient à 15 heures, considérant que l'intervention risquait de finir après 17 heures. Le pauvre homme, qui était à jeun depuis la veille et venait de descendre au bloc, a été sommé de remonter dans sa chambre, avant de repartir chez lui quelques heures plus tard. Exaspéré par cette forme de maltraitance, j'ai eu quelques propos déplacés à l'endroit de mon collègue anesthésiste dont le manque d'empathie m'avait rendu irascible. Ces accrocs ont toujours existé dans les services de chirurgie, mais ils étaient autrefois rapidement réglés à l'amiable, et le plus souvent au bénéfice du patient. Aujourd'hui, ils peuvent donner lieu à des procédures interminables au cours desquelles l'intérêt des malades est rarement pris en considération. C'est malheureusement ce qui s'est passé cette fois-ci. Pour marquer le coup, le praticien à qui j'avais mal parlé s'est mis en arrêt de travail. Et par solidarité, certains de ses collègues sont allés jusqu'à écrire un courrier au directeur, dans lequel ils envisageaient d'exercer un « droit de retrait ». Ils se disaient prêts à cesser d'endormir les patients du service d'urologie. Pour finir, la direction médico-administrative de l'hôpital a sollicité auprès du siège de l'AP-HP une enquête interne sur le service. Un audit a donc eu lieu, dont les conclusions se sont avérées être un tissu de mensonges totalement orientés contre ma personne. J'avais commis le crime de lèse-majesté : s'attaquer à la corporation la plus puissante de l'hôpital !

Je comprends mal comment une discipline aussi importante que l'anesthésie a pu perdre autant d'attrait. Le métier en soi est intéressant, mais la façon actuelle de l'exercer est répulsive. Quand on a fait des études de médecine, on cherche en général à avoir des liens privilégiés avec les patients. S'occuper d'eux est censé primer sur les horaires. Cela étant dit, j'ai tendance à penser que cette fonctionnarisation a été délibérément choisie. À mon avis, elle trouve ses origines dans la volonté des anciens responsables d'anesthésie de s'affranchir des chirurgiens. Il y a toujours eu une certaine rivalité entre les deux corps. Une défiance qui est absurde, puisque l'un ne peut pas travailler sans l'autre. Il faut dire qu'à une époque lointaine les anesthésistes étaient un peu aux ordres des chirurgiens. En tout cas, ils étaient davantage sous leur coupe que sous celle de leur propre chef de service. J'ai connu une femme admirable, anesthésiste à la retraite, qui parlait avec beaucoup d'émotion du chirurgien dont elle avait endormi tous les malades. Plusieurs décennies plus tard, elle continuait à l'appeler « mon patron ». Mon hypothèse est que pour renverser ce rapport de force, les dirigeants d'anesthésie ont souhaité prendre le contrôle de leurs ouailles. Pour cela, ils ont commencé par mettre en place un « département » d'anesthésie-réanimation autonome, chargé d'organiser les pratiques à l'échelle non plus des services mais de tout l'hôpital. Puis ils ont cassé les binômes avec les chirurgiens. Enfin, ils ont mutualisé les anesthésistes entre les services afin qu'ils ne puissent pas s'y enraciner. En moins de vingt ans, ils sont ainsi parvenus à décider seuls du sort de leurs praticiens.

Ces dernières années, l'intérêt des anesthésistes pour une carrière hospitalière est en chute libre. Il est devenu difficile de fidéliser la jeune génération, qui s'oriente davantage vers le privé, où les rémunérations sont nettement supérieures et l'organisation des blocs plus fluide. À tel point qu'aujourd'hui, il manquerait 2 300 anesthésistes dans l'ensemble des hôpitaux publics français. Parmi les nouvelles recrues, on voit une majorité d'étrangers dont la formation n'est pas toujours à la hauteur. Devant l'augmentation de l'activité et la baisse des effectifs, le département d'anesthésie doit donc faire appel à des intérimaires qui viennent ponctuellement assurer des vacations sans se soucier du lendemain. Inscrits dans une société spécialisée, ces médecins souvent décrits comme des « mercenaires » voguent d'un hôpital à l'autre, public ou privé. Ils ont la maîtrise totale de leur emploi du temps, sont déchargés de toute obligation de service et gagnent beaucoup mieux leur vie que leurs confrères titulaires. Si bien que certains praticiens hospitaliers démissionnent de leur poste pour adopter cette formule aux nombreux avantages. Comment leur en vouloir ?

Je suis heureux que la crise sanitaire ait mis à l'honneur nos anesthésistes. D'une certaine manière, ils avaient besoin d'être revigorés. On parle souvent des avancées d'une équipe médicale ou des exploits techniques d'un ponte en chirurgie. Mais on a rarement l'occasion de mettre les anesthésistes dans la lumière. C'est chose faite, et c'est parfaitement justifié. Appelés à la rescousse de leurs condisciples réanimateurs, ils n'ont pas ménagé leurs efforts et auront été d'une aide capitale. Il faut espérer que cet épisode redorera leur blason et fera renaître des vocations. Il faut craindre, en revanche, que certains prennent la grosse tête et soient dorénavant tentés de dicter leur loi au bloc. Un phénomène déjà largement commencé, et qui pourrait s'aggraver.

3

Les infirmières et aides-soignantes, gardiennes du temple

Comme toujours, les infirmières et aides-soignantes ont su maintenir le cap. Elles ont vraiment été à la hauteur des événements. Je voudrais les remercier pour leur constance et leur abnégation. Permettez-moi de les nommer au féminin, bien que la profession ait beaucoup gagné en mixité. Je n'évoquerai pas ici les infirmières de bloc, anciennement appelées « panseuses », que l'on voit seulement en salle d'opération et qui forment une entité à part. Je ne parlerai pas non plus des infirmières anesthésistes, avec qui je n'ai aucun lien privilégié puisqu'elles travaillent « de l'autre côté » du champ opératoire.

Celles que je côtoie le plus, ce sont les infirmières et aides-soignantes d'hospitalisation. Elles ont deux types de missions : faire des actes techniques, mais aussi et surtout veiller au bien-être des malades alités. Ce sont elles qui, en première ligne, doivent calmer leur souffrance, leur anxiété, et parfois leurs caprices. Leurs conditions de travail sont de plus en plus dures, à cause du manque de personnel, de l'excès de procédures inutiles et du comportement des patients. Déconsidérées par les gestionnaires de l'hôpital, parfois ignorées de leur propre chef de service, elles n'en demeurent pas moins appliquées dans leurs tâches et bienveillantes comme au premier jour. Contrairement à beaucoup de responsables médicaux, elles n'ont pas renoncé à leur cœur de métier. Elles sont nos meilleures gardiennes du temple.

Pour un salaire mensuel allant de 1 600 à 2 400 euros selon leur ancienneté, les infirmières ont la charge de surveiller les constantes des patients (température, tension...) et de leur prodiguer certains soins (pansements, perfusions, prises de sang...). Encore moins bien payées, de 1 400 à 1 800 euros, les aides-soignantes préparent les chambres, changent les draps, servent les repas, font la toilette et aident les malades à se mobiliser. Il existe des majorations le week-end et les jours fériés, permettant aux infirmières les plus capées d'espérer gagner autour de 2 600 euros par mois en fin de carrière. Au-delà des tâches figurant dans leur fiche de poste, les infirmières et aides-soignantes sont sans cesse dérangées par les patients ou leur famille. Régulièrement prises pour des bonnes à tout faire, elles vont et viennent entre les chambres pour régler divers soucis annexes : la température dans la chambre, l'inclinaison du lit, la télévision, la lumière... Heureusement, il y a des moments calmes dans la journée d'un service. Mais il y a aussi fréquemment des coups de bourre, notamment en chirurgie. Comme chaque patient a l'impression qu'il est le seul hospitalisé et qu'il va mourir à la moindre indisposition, il ne faut pas compter sur lui pour épargner sa soignante. Il accapare son interlocutrice sans se soucier du temps qu'il lui fait perdre, ni de celui qu'il prend aux autres malades.

Je l'écris comme je le pense : il est anormal que les infirmières et les aides-soignantes soient si peu payées. À ce titre, je ne peux qu'approuver la décision récente du gouvernement de réviser à la hausse les salaires des agents hospitaliers. Il faut reconnaître que leur temps de travail est très confortable : trente-cinq heures par semaine pour les équipes de jour, un peu moins pour celles de nuit. Mais le métier d'infirmière ou d'aide-soignante n'en demeure pas moins difficile. Pas tant sur le plan technique que psychologique. Car elles voient l'être humain sous son pire aspect : affaibli, angoissé, plaintif, parfois sale et malodorant. Quand je réveille un patient tôt le matin en faisant ma visite, il est fréquent que sa chambre sente le renfermé. J'en suis fort contrarié, mais je peux décider de quitter les lieux au bout de quelques secondes. Elles n'ont pas cette chance. Elles passent la majeure partie de leur temps au milieu de la souffrance et des miasmes. Bien plus que les médecins, elles sont au contact direct des malades, jusqu'à devoir laver et changer les moins valides d'entre eux. Je me demande comment elles arrivent à s'accommoder de cette nuisance quotidienne. Quand j'en parle avec elles, elles conviennent de certaines situations rebutantes, mais jamais au point de remettre en cause leur amour du métier. La résilience dont elles font preuve me rend perplexe et admiratif.

Dans notre service, nous avons la chance d'avoir une équipe paramédicale de jour remarquable. Je connais moins bien celle de nuit dont les membres changent régulièrement.

Les patients s'en rendent compte, à l'exception des plus ingrats qui, de toute façon, ne seront jamais satisfaits. Beaucoup d'opérés me disent, durant leur hospitalisation ou après leur sortie, qu'ils ont rarement eu affaire à autant de professionnalisme et d'amabilité. Il faut dire que nous formons une équipe soudée. Les plus anciennes infirmières sont là depuis presque trente ans. Elles ont fait de l'urologie toute leur vie. L'ancien chef de service, le professeur Bernard Debré, avait été ministre de la Coopération. Proche de son équipe, il avait pour habitude d'emmener régulièrement toute une clique de médecins et de paramédicaux en Afrique ou en Asie. Beaucoup d'infirmières et aides-soignantes ont ainsi eu la chance de participer à des missions humanitaires, loin de leur routine. Elles ont pu vivre ensemble des histoires extraordinaires à des milliers de kilomètres de leur hôpital, ce qui a évidemment renforcé leurs liens. Non seulement elles ont connu la belle époque de l'Assistance publique, mais elles ont en plus bénéficié de quelques avantages non négligeables. Bien entendu, le temps a passé, certains piliers ont pris leur retraite et ce type de privilège a disparu. Un noyau dur d'une dizaine de fidèles est resté et de nouvelles recrues se sont greffées à l'équipe. On aurait pu craindre l'apparition de frictions, la formation de clans et le fractionnement du groupe. Il n'en a rien été, car les plus âgées ont su transmettre la vocation et l'esprit d'équipe aux plus jeunes. Et puis chez nous, tous les médecins connaissent l'importance de ces collaboratrices peu valorisées mais ô combien précieuses. Ils savent leur montrer toute l'estime et l'affection qu'elles méritent.

Quand, il y a quelques années, le directeur de Cochin et mon chef de pôle m'ont signifié que j'étais démis de mes fonctions de chef de service, j'ai dans un premier temps gardé ce pénible secret pour moi. Je ne savais pas comment annoncer la nouvelle au personnel soignant. J'ai alors préparé une longue lettre, puis attendu plusieurs semaines une réunion de service qui était prévue depuis longtemps pour la lire à toute l'équipe. Dans mon texte, qui a fait l'effet d'une bombe, j'ai raconté à tous ces compagnons de route pourquoi je devais quitter mon poste. Je leur ai aussi dit la fierté que j'avais eue à travailler avec des gens d'une telle qualité. Je les ai ensuite remerciés chaleureusement. Enfin, je leur ai demandé de continuer, avec ou sans moi, à exercer leur métier avec autant de courage et d'exemplarité. C'était la première fois que j'étais ému au point de bafouiller en lisant. À la fin de ma lettre, il m'a semblé que deux ou trois infirmières pleuraient. Dans les jours qui ont suivi, j'ai été inondé de paroles bienveillantes. Pour une raison que je n'ai jamais vraiment comprise, je n'ai finalement pas été remplacé à la chefferie de service. Je crois que la direction médico-administrative m'a cherché un remplaçant mais qu'elle n'en a pas trouvé un qui lui convenait. Par la force des choses, je suis donc resté à mon poste. Je me demande parfois si j'aurais fini par quitter l'hôpital. Je me demande aussi comment mes plus fidèles alliées, les infirmières et les aides-soignantes, se seraient adaptées à un autre chef d'équipe.

Il est évidemment impossible de transposer ce qui existe chez nous à l'ensemble des hôpitaux français. Mais chaque fois que je me déplace dans un service à Cochin, ou que je rends visite à un proche dans un autre hôpital, je peux constater à quel point les personnels soignants sont dévoués. Il m'arrive d'entendre quelques mots déplacés ou de voir un geste d'agacement, mais cela est ponctuel et survient la plupart du temps dans un contexte de tension. Un soir de l'année 2018, ma fille alors âgée de douze ans a présenté brutalement un épisode de détresse respiratoire lié à son asthme. Depuis la maison, elle a été remarquablement prise en charge par le SAMU et transportée à l'hôpital Necker. Elle y est restée une dizaine de jours, d'abord en soins intensifs pédiatriques puis en hospitalisation conventionnelle. Ma femme et moi avons passé de longs moments dans sa chambre et pu observer avec quelle gentillesse le personnel s'occupait d'elle. Il y avait uniquement des femmes, d'âges très variables. Toutes, sans exception, se sont montrées professionnelles et prévenantes. Les médecins seniors et les internes, également des femmes, prenaient le temps d'expliquer ce qui était attendu des traitements administrés et nous rapportaient l'évolution de la situation sur un plan strictement médical. Les infirmières et aides-soignantes, que l'on voyait beaucoup plus souvent, s'occupaient de la chambre, des prises de médicaments et des mesures des constantes. Elles nous donnaient également quelques indications générales sur le déroulement des soins. Ma fille les appelait par leur prénom. Elle percevait certaines différences entre elles et avait ses préférences. Mais aucune, durant ces dix jours, n'a failli à sa mission. Aucune n'a eu un mot plus haut que l'autre. Ne soyons pas naïfs : il est possible que la situation ait été différente en coulisses. Loin des patients et des familles, certaines se comportaient peut-être autrement. Mais dans la chambre, il n'y avait aucun écart de conduite. Ni sur le plan professionnel, ni sur le plan humain. Comme si ces dames avaient été préservées de ce que l'on voit, hélas, un peu partout ailleurs : l'absence de considération pour autrui, et le manque d'entrain pour son propre travail.

J'ai demandé à l'une de nos plus anciennes infirmières quelle était sa vision de son métier, et plus généralement de l'hôpital public. Elle travaille en urologie depuis vingt-huit ans et doit bientôt partir à la retraite. Voici le point de vue de cette femme discrète mais particulièrement compétente : « Lorsque j'ai obtenu mon diplôme d'infirmière à la fin des années 80, les services de chirurgie des hôpitaux de Paris ne fonctionnaient pas avec les protocoles que l'on a aujourd'hui. Ce manque d'harmonisation pouvait aboutir à des situations choquantes. Par exemple, trois antiseptiques différents pouvaient être utilisés dans un même service pour faire les pansements. La lutte contre les infections nosocomiales et la prévention des risques ont énormément progressé grâce à l'uniformisation et à la rationalisation des pratiques. Pourtant, la multiplication des procédures me pèse aujourd'hui. On demande aux paramédicaux toujours plus de contrôles : concernant les produits, les conditionnements et les stockages des produits, les gestes, les données, les informations, etc. Alors que le nombre des agents ne va pas, lui, en augmentant. L'arrivée du dossier de soins informatisé met cette problématique en pleine lumière, avec une foule d'items à valider pour le moindre geste. Le logiciel nous demande par exemple si nous avons "vérifié la pertinence de la prescription" pour un antibiotique prescrit, sachant qu'il faut décrire aussi le point de ponction du cathéter, le type de cathéter, l'état du pansement qui le maintien, etc. La direction ayant pris soin de nous faire passer le message (lors de la journée de formation) que "tout ce qui n'est pas noté est considéré comme non fait", les infirmières se transforment bien trop souvent en secrétaires crispées... Dans les cinq services où j'ai exercé, j'ai pu observer au fil des ans l'évolution de la relation médecins-infirmières. Le ton paternaliste qui pouvait exister autrefois (un "vous êtes gentille" était supposé me féliciter pour une bonne initiative) allait parfois jusqu'à l'abus de pouvoir. Je me souviens de mon premier poste où j'entendais, horrifiée, une infirmière du service qui hébergeait le mien pour le mois de juillet me prévenir avec résignation : "Toi, tu as le profil du professeur A., tu ne travailleras pas en chirurgie générale." Et comme je protestais en argumentant, elle concluait : "Si A. te veut, il t'aura." Pour finir, j'ai tellement tempêté au bureau du personnel que j'ai pu travailler en chirurgie (vraisemblablement, il y avait eu erreur sur le fameux "profil"). Aujourd'hui les relations sont plus professionnelles, et le respect crée de la confiance. Je ne fais pas d'angélisme bien sûr, et sais que dans certains services les médecins décollent en salle tous les pansements quand ils sortent du bloc opératoire, l'infirmière n'ayant plus qu'à tout recommencer. Alors que dans mon service, on nous demande notre avis, parfois nous programmons le soin ensemble... Le patient lui aussi a changé. Il est mieux informé et se considère souvent comme un “client”. Paradoxalement, il est plus anxieux et peut même se montrer très exigeant. Comme tout va très vite – le temps d'hospitalisation a beaucoup diminué –, il juge nos compétences tout aussi rapidement. Dans l'isolement de sa chambre individuelle, il trouve le temps long. Certains patients, parmi les plus âgés, “rient jaune” en évoquant avec nous les chambres à trois lits des années 90, avec le lavabo au milieu sans paravent et la douche tout au fond du couloir ! La modernité et le retour au domicile dès que la prise en charge s'allège sont de réels progrès, c'est certain. Malheureusement, la course à la rentabilité, avec la tarification à l'activité et la fermeture des lits, déshumanise la profession. Nos patients, souvent plus âgés et fragiles, ont besoin d'écoute, de dialogue, d'informations, de réassurance. Les conditions de travail se sont globalement dégradées. Quand ma fille a passé son bac, je lui ai déconseillé de choisir ce métier, que j'adore pourtant. Les études d'infirmière aujourd'hui n'ont plus grand-chose à voir avec la formation que j'ai reçue. J'étais tellement fière d'expliquer à mes patients que celle-ci “devrait être généralisée à toutes les professions” ! En effet, les périodes de stage alternaient avec les cours théoriques en école (qui comportaient des travaux pratiques dignes de ce nom). Les élèves alors visaient l'excellence, puisqu'une monitrice exigeante venait les évaluer sur les lieux de stage, avec l'une des cadres du service. Un contrôle continu de notes de théorie et de pratique était appuyé par un examen de passage en deuxième et en troisième année, avec un examen régional de fin d'études. Au terme de ce cursus, nous nous sentions plutôt bien préparées… De nos jours, les écoles sont fermées, les cours en université très dématérialisés et les stages longs comme un jour sans pain. Les étudiants, souvent déprimés, ont très peu de lieux de stages réellement formateurs, et leur niveau est souvent trop faible. On comprend bien que les infirmières, souvent débordées, qui ont l'obligation de les former, n'apprécient pas vraiment d'être, en plus, tenues de les évaluer en fin de stage. Heureusement, une belle chose n'a pas vraiment changé dans mon travail au fil du temps : l'entraide et la solidarité entre les personnels. Car le service public est pour moi l'expression concrète de la "fraternité" inscrite sur les frontons de la République. Quels que soient l'âge, l'origine et la couleur de peau de chacun, l'aide-soignante, la diététicienne, l'assistante sociale, la kinésithérapeute, la cadre, la secrétaire, le médecin, tous ensemble, nous tendons la main aux patients qui souffrent, en sachant que, sans les autres, nous ne pourrions rien faire. »

4

Les urgences… évaporées !

Ce tsunami aura eu au moins le mérite d'alléger les services d'urgence. Et pour cela, il fallait vraiment que la situation soit exceptionnelle ! Car en France, nos urgences hospitalières ont la fâcheuse tendance à être bondées. Quand j'étais externe, puis interne, j'ai pris énormément de gardes aux urgences. J'y ai toujours vu des salles d'attente pleines, le personnel courant dans tous les sens et des clochards dormant sur des brancards. Si l'on en croit les chiffres officiels, en deux décennies le nombre annuel d'admissions aux urgences serait passé de 10,1 à 21,4 millions.

La première raison de l'engorgement des urgences dans notre pays est assurément la multiplication des déserts médicaux. Les médecins libéraux sont moins nombreux et disponibles que jadis. Ceux qui reçoivent au pied levé se font rares. Il faut aussi comprendre que notre organisation des soins a été très polarisée sur l'hôpital. En ville, il y a donc un vrai manque de laboratoires d'analyses biologiques et de centres de radiologie. Ces tristes réalités, en grande partie liées à une mauvaise évaluation des besoins en santé par nos tutelles, expliquent pourquoi certaines personnes se trouvent aujourd'hui dans l'obligation d'aller à l'hôpital faute de place ailleurs.

Le deuxième grand problème auquel est quotidiennement confronté le personnel aux urgences est la politique continue de suppression des lits à l'hôpital. Pour diminuer les coûts, nos autorités ont décidé de réduire la voilure à un moment où la démographie connaissait pourtant un boom sans précédent. Dans presque tous les services d'urgence, on trouve ainsi en permanence plusieurs patients qui attendent un point de chute dans un secteur conventionnel, parfois depuis deux ou trois jours.

Mais il y a une autre explication qu'il faut avoir l'honnêteté de dévoiler. La raréfaction de l'offre de soins en ville et le manque de lits d'aval ne sont pas les seules causes de la surcharge des urgences. Il existe aussi un phénomène de société, très prégnant en France et en constante progression : le consumérisme médical. Je sais que ce message ne fera pas l'unanimité, surtout après une crise sanitaire d'une telle gravité, mais il faut arrêter de se voiler la face : une bonne partie des gens qui viennent aux urgences n'a rien à y faire. Nombreux sont ceux qui pourraient patienter quelques jours avant d'aller voir un médecin, ou s'abstenir de toute consultation, mais qui préfèrent être immédiatement rassurés. Ils savent qu'ils vont devoir attendre quelques heures, mais conservent la garantie d'être vus et conseillés. À l'époque où je côtoyais quotidiennement les urgences, j'étais déjà frappé par le nombre de sollicitations abusives. Je me souviens, par exemple, d'un homme sans scrupule qui m'a fait réveiller à

4 heures du matin parce qu'il n'était pas à jour de son vaccin antitétanique.

Quitte à dire la vérité, disons-la jusqu'au bout : nombreux aussi sont les médecins de ville qui demandent à leurs patients pourtant hors de danger d'aller aux urgences. Quand ils le font par peur de passer à côté d'un diagnostic, on peut le comprendre. Mais quand ils le font par pure facilité, sans chercher à se mouiller, c'est beaucoup plus ennuyeux. J'ai connu plusieurs patients qui avaient été adressés par leur généraliste aux urgences pour une infection urinaire banale et sans risque. Eux-mêmes n'avaient rien demandé de tel ; ils avaient été surpris que leur praticien habituel ne veuille pas se charger du traitement. Au fil du temps, les urgences sont donc devenues une sorte de réflexe, une destination quasi obligée non seulement dans l'esprit des usagers, mais aussi dans celui de certains médecins. Il ne faut pas s'étonner si elles débordent.

L'année dernière, j'ai été invité sur un plateau de télévision pour parler de la grève des services d'urgence qui venait de commencer dans quelques hôpitaux parisiens. C'était au tout début du mouvement, avant qu'il ne fasse tache d'huile pour s'étendre à l'ensemble du pays. Le journaliste m'a tout de suite demandé si je soutenais les grévistes. J'ai répondu par l'affirmative, sachant à quel point les personnels des urgences sont méritants. Ils font face à un afflux croissant de personnes difficiles à soigner : des vieillards, des drogués, des grossiers personnages, des sans domicile fixe, des migrants ne parlant pas français… Et ils passent une bonne partie de leur temps au téléphone à essayer de trouver un lit pour ceux qui ont besoin d'être admis. Le journaliste m'a ensuite demandé quelle mesure le gouvernement devait rapidement adopter pour calmer la grogne. De façon très consensuelle mais sincère, j'ai répondu qu'une revalorisation des salaires pour les infirmières et les aides-soignantes me semblait nécessaire, sans quoi il allait être difficile de remotiver les troupes. En fin d'interview, il m'a posé cette question, la seule qui pouvait donner lieu à des réponses vraiment divergentes : « À votre avis, que faudrait-il faire pour désengorger les urgences ? » Ma réponse a paru le surprendre : « Faire ce qui se fait ailleurs ; filtrer les gens qui s'y présentent, soit à l'entrée par un médecin chargé de faire une sélection, soit en imposant un numéro de téléphone unique au bout duquel quelqu'un fera le tri. » J'ai même ajouté, dans un esprit un peu provocateur : « Et puis, peut-être faudrait-il que certains patients avancent une partie des frais ? »

Permettez-moi de continuer à mettre les pieds dans le plat. La réalité, c'est que nos hôpitaux n'ont aucun intérêt à vider leurs services d'urgence. Ils se passeraient d'une véritable manne. La tarification à l'activité, communément appelée T2A, pousse tout le monde à multiplier les consultations et les actes techniques. Nous aurons l'occasion d'en reparler. Il suffit de savoir qu'un passage aux urgences est facturé à la Sécurité sociale 115 euros en journée et 150 euros la nuit, contre 25 et 71 pour une consultation en ville, pour comprendre l'aberration du système.

Un dimanche, mon fils cadet âgé de dix ans s'est blessé au crâne en jouant avec ses camarades dans un parc du XVe arrondissement. Ce sont les pompiers, appelés par d'autres parents spectateurs de la scène, qui ont prévenu mon épouse par téléphone. Le temps que nous arrivions sur place, ils avaient déjà fait les premiers soins dans leur camion. Je monte dans le véhicule, constate que mon fils va très bien, défais son bandage et m'aperçois qu'il a juste une légère entaille, à peine visible, au cuir chevelu. Je remercie les pompiers et dis au fiston qu'on rentre à la maison. « Impossible, me disent en chœur les soldats du feu, la procédure veut que nous l'emmenions à l'hôpital Necker. » Voyant que nous n'obtiendrons pas gain de cause, ma femme et moi partons en scooter derrière le camion et le suivons jusqu'à Necker. Là-bas, nous pénétrons dans la salle d'attente des urgences pédiatriques pleine à craquer. Je balaie d'un regard rapide la salle avec toutes les familles qui attendent patiemment leur tour. Les enfants sont presque tous souriants, sans le moindre signe de souffrance, certains jouant avec d'autres au milieu de la pièce. On se croirait dans une cour de récréation. Assez rapidement (c'est le privilège d'être emmené par les pompiers), mon fils est reçu par l'équipe soignante. Je plaisante avec l'externe, puis avec l'interne, et c'est moi qui finis par refaire son pansement, par ailleurs tout à fait inutile. Il n'y avait même pas de plaie à suturer. Cette mascarade a coûté au contribuable au moins 100 euros. Multipliés par le nombre d'enfants qui étaient visiblement là pour rien, ça commence à chiffrer. Multipliés par le nombre d'heures dans une journée et par le nombre d'hôpitaux en France, ça devient franchement exorbitant.

Toujours est-il qu'aux mois de mars et avril 2020, en

plein cœur de l'épidémie, les services d'accueil des urgences se sont retrouvés brutalement au ralenti, sans doute pour la première fois depuis des décennies. Celles de Cochin ont mis en place deux circuits distincts pour les patients : un pour les personnes suspectes d'infection virale, l'autre pour les problèmes courants. Le premier a bien sûr connu un certain afflux, quoique limité par les consignes nationales de passer d'abord par son médecin traitant ou par le SAMU en cas de troubles respiratoires. Le second, en revanche, s'est retrouvé comme une coquille vide. Le nombre d'admissions quotidiennes est passé de deux cents à… moins de cinquante. Mes assistants en ont été très étonnés : eux qui sont d'habitude harcelés par leurs collègues des urgences pour y aller voir des malades ne recevaient quasiment plus aucune sollicitation.

Les urgences ne sont pas les seules à avoir vécu un tel phénomène. Dans notre service, nous proposons tous les jours une consultation dite « ouverte » dédiée aux patients suivis chez nous et souhaitant voir rapidement un médecin. Nous avons justement mis en place ce dispositif pour leur éviter une attente trop longue aux urgences générales. Cette consultation improvisée est assurée par l'interne de garde, qui peut aussi être joint à toute heure par téléphone. Le pauvre ne sait souvent plus où donner de la tête, tant il est appelé à l'accueil de la consultation ou contacté sur sa ligne directe. En avril 2020, le nombre moyen des demandes a été divisé au moins par dix. Des jours entiers se sont écoulés sans que l'interne ne soit dérangé. Une situation étrange : à croire que plus personne n'avait de brûlures en urinant, de douleurs aux testicules ou de boutons sur la verge. Finalement, une leçon intéressante pourra être tirée de cet épisode : si l'on s'en tenait aux « vraies » urgences, on ferait économiser beaucoup de temps au corps médical… et d'argent à la Sécurité sociale !

5

L'union sacrée

Le personnel soignant était déjà très apprécié par l'opinion publique... mais alors là ! En quelques semaines, il a carrément été porté au pinacle. Tous les soirs, à 20 heures précises, ses membres ont été applaudis aux fenêtres et aux balcons. On a organisé pour eux des émissions télévisées ; on leur a écrit des chansons et des déclarations d'amour. Nos tutelles ont fait beaucoup pour les épauler : gratuité de certains transports et des crèches hospitalières, maintien des grands enfants à l'école, mise à disposition de logements temporaires, ouverture de cellules de soutien psychologique...

Au sein de l'hôpital, les guerres de clochers habituelles se sont taries pour laisser place à une nouvelle forme de rapports professionnels : la camaraderie. Comme les réunions physiques étaient proscrites, tout se faisait à distance. Des dizaines et des dizaines de mails pleuvaient en continu. Les conférences téléphoniques s'enchaînaient. Des « groupes WhatsApp » étaient créés chaque semaine. Tout le monde était « connecté ». La solennité du moment poussait chacun à terminer ses messages par le mot « amitiés », avant de signer sobrement par son prénom. Pour être honnête, cette communication digitale ne me laissera pas un souvenir ému. D'abord, parce que je goûte peu les effusions collectives. Ensuite, parce que je n'aurais jamais imaginé que les médecins étaient si mauvais en orthographe ; cela m'a procuré une certaine tristesse. Enfin et surtout, nous étions brutalement privés de ce qui fait le charme des vraies réunions autour d'une table : la mauvaise foi, la suffisance, la fourberie... Tous ces dons de la nature humaine concentrés dans une seule pièce, et dans un spectacle dont la fin est généralement connue d'avance.

À ce sujet, je voudrais faire une remarque. Les gens qui espèrent de cette épidémie qu'elle signera la fin de la mondialisation et des grandes multinationales risquent de tomber de haut. Jamais les GAFA (Google, Amazon, Facebook et Amazon) n'auront été autant plébiscités. Par les enfants et leurs parents, à la maison et au travail. Nous tous avons réalisé qu'il était impossible de se passer de ces nouvelles technologies. On peut fortement douter qu'après une telle expérience notre société opte pour un « retour aux sources ».

Les chirurgiens ne sont pas de nature à accepter facilement les sacrifices. Quand il a fallu réduire drastiquement nos programmes opératoires, j'ai craint le pire. Il arrive régulièrement que nous devions faire des choix douloureux, notamment quand il manque du personnel à l'occasion de congés ou de grèves. Et dans ces cas-là, c'est toujours la foire d'empoigne. Un collègue refuse d'annuler son patient au motif que celui-ci a une maladie grave. Un autre souhaite à tout prix garder le sien qui vient de loin et ne pourra pas revenir de sitôt. Un troisième, sans avouer la vraie raison, veut maintenir le sien parce que c'est un malade privé… Ma position de chef d'équipe m'oblige alors à trancher, et dans les heures qui suivent je me transforme en véritable bureau des plaintes. Mais cette fois-ci, il n'y a rien eu de la sorte. Le motif était imparable, et les coupes tellement importantes qu'il n'y avait de place ni pour les tricheries ni pour les lamentations. Nous avons même réussi, en un quart d'heure à peine, à organiser le partage des vacations opératoires avec la gynécologie ! Un service avec lequel nous avions pourtant eu quelques frictions par le passé.

Ainsi, chaque service de l'hôpital a accepté de se soumettre à des mutations majeures pour faire face aux différentes vagues de l'épidémie. La chirurgie digestive a transformé son unité de soins continus en réanimation médicale, l'ophtalmologie a accueilli l'activité opératoire de dermatologie, l'unité de chirurgie ambulatoire est devenue un centre d'accueil pour les patients touchés par le virus… Toutes ces restructurations se sont faites en un temps record, et quasiment sans anicroche.

De la même manière, je n'ai entendu aucune aide-soignante ou infirmière broncher quand il s'est agi d'aller prêter main-forte à un autre service. En tout cas, aucune de mon équipe. J'ai pourtant bien vu que certaines n'étaient pas forcément rassurées à l'idée d'aller travailler en médecine générale, dans une discipline qu'elles ne maîtrisaient pas et au beau milieu des patients infectés. Elles n'ont pourtant montré aucune hésitation. Mesdames, encore une fois je vous salue bien bas.

Cette union sacrée a sans doute été aidée par le comportement de l'administration. Elle qui est d'ordinaire si intrusive, quand ce n'est pas autoritaire, s'est montrée particulièrement attentionnée et conciliante. Si les gestionnaires de l'hôpital ont accompli leur part du travail, on a surtout vu les médecins à la manœuvre. Qui a piloté l'extension des unités de réanimation par paliers successifs ? Ce sont les réanimateurs. Qui a modifié le circuit des patients aux urgences ? Ce sont les urgentistes. Qui a réorganisé le bâtiment Port-Royal ? Ce sont les gynécologues et les obstétriciens. Pour couronner le tout, nous recevions tous les jours de longs messages d'encouragements de notre directeur général. Le ton en était très chaleureux. Venait-il de réaliser que les soignants sont une pièce maîtresse de l'hôpital ? Se sentait-il pris d'affection pour celles et ceux qui combattaient le virus ? Avait-il peur que certains ne se découragent ? Peu importe, tout le monde était uni dans la bataille.

Il y aura quand même eu une exception à cet élan de solidarité nationale. Quelques irréductibles ne voulaient visiblement pas que les Français fassent trop d'efforts pour affronter la crise sanitaire. Fin mars 2020, trois mois après une mobilisation massive contre la réforme des retraites qui avait empoisonné une partie du pays, la CGT des services publics déposait un préavis de grève d'un mois à compter de début avril. Elle dénonçait les mesures « anti-sociales » de la loi d'urgence sanitaire, votée par ordonnance et actant une augmentation de la durée maximale de travail hebdomadaire à soixante heures dans certains secteurs d'activité – ce que la plupart de mes collègues et moi-même effectuons à longueur d'année. Je ne comprends pas que ces syndicats d'un autre monde existent encore. N'y aurait-il pas moyen de s'en débarrasser une bonne fois pour toutes ?

6

Le progrès, envers et contre tout

Les événements récents ont montré que l'hôpital avait du ressort. Mais il existe une autre preuve de sa résistance, qui est sa capacité à conserver un haut niveau d'innovation. Rien qu'à l'AP-HP, au moins quatre premières mondiales ont été réalisées ces deux dernières années : la première greffe de trachée à l'hôpital Avicenne, la première naissance de jumeaux après maturation ovocytaire in vitro chez une femme atteinte d'insuffisance ovarienne à l'hôpital Jean-Verdier, le premier implant cochléaire par assistance robotique à la Pitié-Salpêtrière, et le premier traitement focal du cancer prostatique par micro-ondes transrectales dans notre service. Ces quelques exemples ne sont pas exhaustifs ; il y a forcément de nombreuses autres avancées dont je n'ai pas eu vent. D'un point de vue purement médical, l'hôpital continue donc à progresser. Quoi qu'en disent les plus pessimistes, les malades sont de mieux en mieux soignés. Reconnaissons que c'est quand même le plus important.

Le progrès technologique contribue largement à l'amélioration de nos résultats. Avant qu'elle ne quitte ce monde, je parlais souvent de l'hôpital à ma chère voisine, anesthésiste à la retraite que j'ai déjà citée plus haut. Pour y avoir exercé entre les années 50 et 80, elle avait sans doute connu la plus belle époque de l'Assistance publique. Chaque fois que je lui racontais mes vicissitudes, elle était profondément navrée pour l'institution dont elle n'avait gardé que des souvenirs heureux. Un beau jour, en discutant avec elle, j'ai eu soudain l'idée de lui faire découvrir mon lieu de travail. Nous avons convenu d'un week-end, seul moment propice à une telle entreprise, pour aller visiter le service d'urologie de Cochin. Dans un premier temps, je lui ai montré les unités d'hospitalisation, les chambres des patients, les salles de soins des infirmières, les locaux de consultation et les bureaux médicaux. Puis, en toute discrétion, je l'ai conduite au bloc. Après avoir revêtu la tenue vestimentaire d'usage, nous avons fait le tour des salles d'opération et de la salle de surveillance post-interventionnelle. Je l'ai alors vue passer au crible le matériel d'anesthésie, les tables opératoires, les luminaires, les écrans, tous ces objets qui constituent le monde secret d'un bloc chirurgical. Méticuleusement, elle a observé les équipements qui avaient tant évolué depuis son époque. Elle semblait émerveillée par la modernité des lieux. À force de m'entendre râler contre les difficultés du quotidien, elle avait dû se représenter un endroit sinistre, aux murs décrépis et aux outils obsolètes. En repartant de l'hôpital, elle m'a confié qu'elle n'aurait jamais imaginé un service aussi « luxueux ». C'est le terme précis qu'elle a employé. Elle a ajouté qu'avec tous ces magnifiques équipements, les malades devaient être sacrément bien soignés !

Je ne peux pas émettre de jugement personnel sur les autres spécialités, mais tous mes collègues sont du même avis : le progrès ne s'arrête pas. Ils me font part, dans des domaines très différents, d'avancées techniques spectaculaires, d'amélioration des taux de guérison, de réduction des complications, de la douleur et des temps d'hospitalisation. Ils m'expliquent à quel point leur discipline a changé, comment certaines innovations remplacent peu à peu les interventions mutilantes et les traitements à risque. Tous, sans exception, me disent qu'en France les soins n'ont rien à envier à ceux prodigués aux États-Unis ou dans le reste de l'Europe.

J'ai eu l'occasion de me rendre pleinement compte de la qualité de notre institution l'année dernière. Au beau milieu de ma consultation, je reçois un message d'une amie parisienne me demandant de la rappeler au plus vite. Je lui téléphone entre deux patients. Elle m'apprend que sa mère vient d'être hospitalisée à Auxerre, à la suite d'un malaise. Lors du bilan, on lui a découvert une dilatation importante et très étendue de l'aorte, la grosse artère qui part du cœur et achemine le sang jusqu'à l'ensemble des organes. Elle a besoin d'une intervention urgente qui ne se pratique pas sur place et nécessite un transfert dans un service de chirurgie spécialisée. S'il est vrai que les soins sont financièrement très abordables en France, il est tout aussi vrai qu'ils peuvent être difficiles d'accès en raison d'une offre déclinante. Il faut parfois avoir un « réseau » pour trouver un médecin. Il se trouve que je connais bien la patiente en question – je suis surtout proche de deux de ses filles –, et l'ai déjà fait opérer avec succès à Cochin d'une arthrose de hanche. C'est sans doute la raison pour laquelle, dans la panique, je suis sollicité en première ligne par sa famille. Dans la minute qui suit, j'appelle donc un collègue de l'hôpital Georges-Pompidou dont je connais la disponibilité et les qualités techniques. Il accepte de prendre la patiente dans son service deux jours plus tard, et programme son passage au bloc dans la foulée.

J'ai fait des études de médecine, mais je n'ai toujours pas compris en quoi ont consisté exactement les deux interventions qui lui ont sauvé la vie. Elles m'ont pourtant été expliquées en détail. J'ai seulement saisi que la première avait duré plus de cinq heures, qu'il avait fallu exclure la circulation sanguine d'une grande partie du corps de la patiente, et prélever des vaisseaux pour dériver certains flux sanguins durant la mise en place de la prothèse aortique. Pendant ce temps-là, la température du cerveau était refroidie pour éviter tout accident vasculaire. La seconde intervention, réalisée quelques semaines plus tard, a été plus simple. Elle a consisté « seulement » à prolonger, par voie endo-vasculaire, la partie inférieure de la prothèse placée préalablement. Avant ce grand chantier, le chirurgien avait prévenu tout le monde que la dame avait un risque « non négligeable » de mourir dans les suites opératoires, essentiellement d'une complication cardiaque ou cérébrale. C'est dire si la famille était inquiète quand la patiente est partie au bloc. Après l'intervention, l'opérée a séjourné quelque temps en réanimation, où l'objectif principal était de surveiller la reprise de ses fonctions vitales. Il a fallu attendre deux ou trois jours avant d'être certain qu'aucune complication fatale n'allait survenir, et qu'elle allait donc vivre.

Maintenant que ce cauchemar est passé et que la patiente a récupéré une bonne partie de ses forces, je voudrais adresser rétrospectivement un remerciement appuyé et confraternel à ses opérateurs, mais aussi à toutes les équipes soignantes qui l'ont prise en charge. Elle a bénéficié de la meilleure expertise disponible en ce bas monde. Le chirurgien qui s'est occupé du premier temps opératoire m'avait prévenu qu'il allait procéder à une nouvelle technique, maîtrisée par très peu de praticiens. Comme il s'agissait d'une procédure peu habituelle, il avait pris la peine de m'informer du risque accru de complications et m'en avait dressé une liste sommaire. Force est de constater qu'il n'y en a eu aucune.

En hommage à ceux qui l'ont tirée d'affaire, la patiente a bien voulu coucher par écrit ce qu'elle avait vécu durant cette période : « Le 9 mai dernier, je me rendis la nuit aux urgences du centre hospitalier d'Auxerre, où j'habite. J'étais essoufflée depuis trois jours, mon cœur battait en désordre, j'avais mal aux jambes. Je pensais qu'il me serait donné une ordonnance et/ou une conduite à tenir ! Un judicieux interne de garde m'examina, puis m'embarqua devant son ordinateur pour remplir un dossier exhaustif selon mes réponses essoufflées. Alors il m'informa que j'allais être hospitalisée illico. Après divers examens, il m'annonça un anévrisme de l'aorte, susceptible d'être opéré à Paris. Ce fut donc à l'hôpital européen Georges-Pompidou que j'entrai le 11 mai. Une opération était très rapidement nécessaire, et même deux : il fallait me remplacer l'aorte ascendante ainsi que la valve aortique, puis, dans un second temps, pratiquer une endo-prothèse thoracique descendante, à partir de l'artère fémorale. Ciel ! Le professeur H. vint me voir pour m'entretenir de l'affaire. Il ne me cacha pas qu'il y avait certains risques postopératoires, mais il usa de toute sa bonhomie pour me rassurer : j'étais « prise à temps ». Le déroulement de la première opération est impressionnant et dure plusieurs heures. Ouverture du sternum, sortie du cœur, respirateur artificiel, etc. En salle de réveil, il me fut administré de la morphine. Ce qui explique que le lendemain je vis un cochon ailé essayer de sortir par la fenêtre ! Le professeur H. vint me faire part de ce que l'opération s'était bien passée, il avait l'air fatigué : il avait pratiqué, en urgence bien sûr, une transplantation cardiaque. Mais ce n'était pas fini ! Trois semaines plus tard le professeur A. prit en charge la seconde opération. Elle dure beaucoup moins longtemps mais n'en est pas moins sensible. Les jours suivants, je mesurai mieux l'incroyable travail des chirurgiens, sans lesquels je ne serais pas en train d'écrire ce texte. De telles opérations demandent l'assistance d'autres médecins et de personnel infirmier. Il faut raccorder le cœur à la nouvelle aorte artificielle, et à ses diverses artères de distribution, puis compléter ce travail par une autre intervention pour le remplacement de l'artère thoracique descendante. Un travail de tension et de minutie ahurissant, compliqué encore par le manque de lits et de personnel. Le professeur H., qui m'avait tant mise en confiance, passait régulièrement pour surveiller mon évolution. Un jour, il s'assit (ou plutôt s'écroula) face à moi et me dit : "Je crois que je vais faire dermato, c'est quand même moins stressant." Drôle, même épuisé ! J'étais et je reste en admiration, en émotion, devant ces chirurgiens cardiaques, ou autres, de l'hôpital public, qui donnent tant de leurs heures et de leur courage pour que des bientôt morts redeviennent des bien vivants ! Je les remercie et les salue avec la plus grande gratitude. »

L'exemple que je viens de rapporter concerne la chirurgie cardiaque, mais on pourrait en puiser dans bien d'autres domaines. Ma spécialité fait l'objet de progrès constants. Par exemple, les suites d'une prostatectomie, intervention consistant à retirer toute la prostate pour un cancer, ont beaucoup changé en vingt ans. Non seulement nous réussissons à guérir la majorité des patients de leur tumeur, mais nous avons beaucoup réduit le risque d'incontinence urinaire postopératoire. Depuis quelques années, nous arrivons même à préserver dans certains cas la fonction sexuelle. Grâce aux progrès combinés de l'imagerie et de certains agents physiques (ultrasons, radiofréquence, microondes...), il est parfois possible de proposer des alternatives à l'ablation, comme les traitements « focaux » qui ne ciblent que la zone tumorale. Même chose pour le traitement chirurgical de l'hypertrophie bénigne de la prostate. J'ai connu l'époque où les plus volumineuses étaient retirées par une incision en bas de l'abdomen. Les opérés restaient entre cinq et huit jours à l'hôpital. Durant tout ce temps, ils gardaient une sonde dans la vessie et présentaient fréquemment de vives douleurs ou des hémorragies. Aujourd'hui, plus aucune ouverture n'est nécessaire. L'opération se fait exclusivement par les voies naturelles. La plupart des patients gardent leur sonde vingt-quatre heures puis sortent le lendemain. Dans certains centres, ils sont même opérés en ambulatoire. Et le nombre de complications est devenu tout à fait acceptable.

On peut se demander comment l'hôpital est parvenu à maintenir son haut niveau de technicité. S'agissant de la chirurgie, on pourrait émettre l'hypothèse que le progrès n'a plus vraiment besoin de l'intervention humaine. Je m'explique : il y a vingt ans, les suites opératoires étaient avant tout conditionnées par la dextérité du chirurgien. Ce dernier disposait de quelques instruments rudimentaires, peu sophistiqués, et le résultat de l'intervention dépendait directement de la qualité de son geste. Son savoir-faire, mais aussi celui de son aide et de son instrumentiste, jouaient un rôle déterminant pour le bon déroulement de l'opération. Aujourd'hui, la technologie a en partie remplacé la main du chirurgien. Nous utilisons des repères radiologiques pour nous guider, des lasers pour gagner en précision, et des robots pour tenir les instruments. La qualité de l'intervention est donc de plus en plus liée à celle de l'équipement. En quelque sorte, la technologie pourrait remplacer le talent. Mais cette explication est pour moi largement défaillante, et ce pour deux raisons. Premièrement, parce que le chirurgien continue à effectuer la majorité du travail ; je ne connais aucune opération qui soit faite de manière totalement « autonome », sans intervention manuelle. Deuxièmement, parce que les suites restent très variables d'un opérateur à l'autre, y compris lorsqu'ils utilisent les mêmes équipements. Je crois donc que si les résultats opératoires s'améliorent, c'est avant tout parce que les chirurgiens progressent eux aussi, en même temps que leurs instruments.

La question demeure donc : comment fait l'hôpital public pour continuer à innover avec toutes les affres qu'il traverse ? Mon impression est qu'il arrive à la croisée des chemins. Les manques d'investissements sont relativement récents. Le niveau commence à se dégrader, mais comme on part de haut cela n'est pas encore visible. C'est un équilibre fragile. En seulement quelques années, l'hôpital a perdu pas mal de forces vives. Certains praticiens de renom sont partis pour le privé, parfois à l'étranger où les conditions d'exercice sont bien meilleures. Parmi ceux qui restent, beaucoup lâchent prise et n'y croient plus. Si la tendance ne s'inverse pas dans les années qui viennent, l'hôpital ne pourra plus tenir son rang.

PARTIE II

LE SYSTÈME EST MALADE

1

La fin d'un modèle

Que l'hôpital public français résiste à la déflagration n'était pas gagné d'avance. Longtemps perçu comme l'un des plus performants au monde, il n'a connu ces derniers temps que le désenchantement. Ma propre expérience est d'autant plus amère que j'ai eu la chance de connaître ses dernières belles années. En 1988, après avoir obtenu mon baccalauréat en province, j'ai déménagé à Paris et me suis inscrit en faculté de médecine. La première année a été une dure épreuve, mais j'ai eu la chance de réussir du premier coup mon passage en deuxième année. Trois ans plus tard, je devenais externe et commençais ma formation à l'hôpital. Un externe partage son temps entre l'hôpital et la faculté. Le matin, il effectue un stage pratique dans un service clinique. L'après-midi, il suit des cours théoriques en amphithéâtre. Mes compagnons d'externat et moi étions impressionnés par l'hôpital, un lieu mystérieux dont nous avions beaucoup entendu parler à la faculté et qui alimentait de nombreux fantasmes. Avant même d'y mettre les pieds, nous savions déjà qu'il couvait un monde secret, réservé aux malades et à quelques initiés. Très vite, j'ai ressenti une certaine fierté à l'idée de faire partie de ce landerneau, connu non seulement pour son niveau d'excellence mais aussi pour son entre-soi. Deux privilèges devenaient simultanément accessibles : s'occuper des malades, et côtoyer, même de loin, les grands « patrons ». L'hôpital avait une organisation très pyramidale, quasi militaire. Tout tournait autour des médecins. On ne parlait que d'eux, de leurs patients – et bien sûr de médecine en général. C'était fascinant. Il y avait déjà des rivalités et des guerres de pouvoir entre certains mandarins, mais elles restaient l'apanage des chefs. Elles étaient cantonnées dans les hautes sphères et ne redescendaient jamais jusqu'à nous. Il faut dire que j'étais trop jeune et motivé par le reste pour m'y intéresser.

Entre beaucoup d'autres, je me souviens assez nettement de deux événements particuliers : le premier patient que j'ai pris en charge, et ma première tentative d'intervention chirurgicale. Quand j'ai pris ma toute première garde de chirurgie générale à l'hôpital Boucicaut, je devais avoir vingt-trois ans. En arrivant aux urgences, je reçois des mains de l'infirmière un dossier avec, en première page, l'inscription suivante : « grosseur au coude ». Je feuillette le dossier et m'aperçois qu'il est vierge : toutes les cases concernant l'histoire de la maladie et l'examen clinique sont vides. Je fais alors part de cette anomalie à l'infirmière, qui me regarde avec étonnement puis me répond : « Mais c'est à toi de le remplir quand tu auras examiné le patient ! Ensuite, tu en parleras à l'interne qui viendra le voir. » J'ai alors réalisé qu'il s'agissait d'un vrai malade, d'une personne physique et non pas d'un dossier sur lequel plancher, comme je l'avais cru initialement. Prenant subitement conscience de l'ampleur de mon incompétence, j'ai été traversé en quelques secondes par un flot de sentiments mêlés et contradictoires, les mêmes que tout futur médecin doit affronter des centaines de fois au cours de son apprentissage : la timidité, la peur de paraître ridicule, la crainte de s'être trompé de voie, mais en même temps une sorte d'assurance aveugle et la certitude d'y arriver un jour. Le patient avait un hygroma ; je ne connaissais pas encore ce diagnostic.

Quelques mois plus tard, en stage de chirurgie digestive à Laennec, je me trouve au bloc avec mon meilleur acolyte, de la même promotion que moi à la faculté, et dont je suis toujours resté très proche. L'adjoint du patron s'apprête à faire une cure d'hémorroïdes. Il est entouré de ses deux externes, l'un à sa droite, l'autre à sa gauche. Le moment est solennel. Il demande alors à mon camarade s'il a déjà vu ce type de procédure. Réponse négative. Il se tourne vers moi et me pose la même question. Réponse positive. Intéressé, le professeur me demande si je me sentirais capable de la faire sous sa supervision. Sans connaître les raisons exactes de ce mensonge, je réponds à nouveau par l'affirmative. Et me voilà aux manettes d'une intervention que je n'ai jamais pratiquée, ni même vue. Sans la moindre idée de ce qu'il faut faire. Bizarrement, mon souvenir de la suite est assez flou. Mon ami prétend encore aujourd'hui que j'ai mené à terme la procédure sous les directives du professeur.

À cette époque, les externes étaient souvent le réceptacle naturel des tensions. En bas de l'échelle, nous nous faisions un peu exploiter, beaucoup réprimander. Nous étions à la place que nos anciens avaient occupée en leur temps ; eux aussi en avaient bavé, peut-être plus que nous. Alors, il n'y avait aucune raison que nous échappions à la règle. Comme tous mes camarades, j'ai donc vécu quelques humiliations et je me suis senti parfois rabaissé. Mais il ne m'est jamais venu l'idée d'arrêter. Car, aussi paradoxal que cela puisse paraître, les externes faisaient partie intégrante de l'équipe. Et à ce titre, ils étaient vraiment respectés. La camaraderie et le compagnonnage étaient plus forts que tout.

En 1995, j'ai passé le concours de l'internat. C'est une épreuve encore plus difficile que le passage en deuxième année de médecine. Ceux qui l'ont vécue s'en souviennent toute leur vie. Pour prendre connaissance de mes résultats, je suis allé, accompagné de mon père, à la direction régionale des Affaires sanitaires et sociales située rue de Mouzaïa, dans le nord-est de Paris. Une foule était amassée autour des panneaux d'affichage. Quand j'ai trouvé la ligne correspondant à mon nom, j'ai ressenti une immense émotion. Bien classé, j'avais la garantie de devenir un jour chirurgien. Quelques mois plus tard, je débutais mon internat. L'interne fait la visite des patients, gère les urgences et rédige les prescriptions. Il est constamment sollicité : par les patients, les infirmières, les médecins seniors de son service mais aussi de tous les autres. Cela étant, cette charge de travail est peu de chose comparée à tous les avantages de la fonction. Quel bonheur de se sentir utile ! Quelle magnifique période d'apprentissage ! Et quelle fierté d'entrer dans la cour des grands !

Mais ce que j'ai surtout retenu de cette période, c'est le plaisir que chacun prenait à l'hôpital. Pas seulement moi, mais tous les médecins, du chef de service aux internes, en passant par les adjoints et les assistants. Et tout le reste du personnel, alors en grande majorité féminin : la surveillante générale, les infirmières et les aides-soignantes. Bien sûr, j'ai été amené à côtoyer des collègues ou des agents malheureux dans leur vie, mais le mal venait de problèmes privés, presque jamais de leur travail. Je n'ai pas le souvenir d'une seule personne se plaignant de l'hôpital.

Aussi surprenant que cela puisse paraître, les patients y venaient à l'époque avec un bon état d'esprit. Ils auraient sans aucun doute préféré être ailleurs, mais que ce soit en consultation ou en hospitalisation, ils se montraient confiants et reconnaissants pour les soins qui leur étaient prodigués. En ce temps-là, l'hôpital allait bien. Tout le monde le respectait et l'aimait. Il était apprécié pour son haut niveau médical, mais aussi pour sa convivialité. Y travailler était source de fierté et d'épanouissement. Je dirais simplement que l'hôpital vivait heureux. Sans le savoir, nous étions à la fin d'une époque fabuleuse qui avait duré plusieurs décennies. Je n'aurais jamais pu imaginer ce qui allait suivre.

C'est au début des années 2000 que j'ai perçu un tournant, une fois mon internat révolu. J'étais alors jeune chef de clinique en urologie à l'hôpital Cochin, où j'exerce toujours aujourd'hui. Certains équipements ont commencé à être rationnés, puis le personnel soignant réduit. Des procédures abstraites ont été imposées aux équipes, sans lien avec leurs activités habituelles. Un discours normatif et rabat-joie a fait son apparition, qui s'est ensuite insidieusement imposé partout. Certaines difficultés d'organisation ont vu le jour. Les responsables médicaux se sont peu à peu renfermés sur eux-mêmes. Tout le monde a commencé à se plaindre. L'enthousiasme a fait place au ressentiment. En un temps record, l'hôpital s'est mué en usine sans âme. Il est resté bien sûr un haut lieu de progrès médical, de formation et de recherche. Mais la vie quotidienne y est devenue pénible. Les médecins, les infirmières, les aides-soignantes, tous les agents du personnel, et même une partie des patients ont perdu confiance. Dans certains services, c'est carrément le chaos : les urgences sont saturées, le nombre de dysfonctionnements explose, le personnel craque et quitte le navire. Comme beaucoup de mes collègues, je n'ai pu qu'assister avec impuissance à cette descente aux enfers.

2

L'administration, autorité suprême ou armée mexicaine ?

Le plus grand bouleversement qu'a connu l'hôpital ces dernières années est indéniablement la montée en puissance du pouvoir administratif. À mes débuts, je me souviens que les projets étaient décidés exclusivement par les chefs de service. Certes, il arrivait que l'administration ne puisse pas leur donner satisfaction, pour des raisons notamment financières. Mais l'initiative venait toujours des médecins. Et la question était rapidement tranchée. Une seule réunion, ou mieux, un coup de téléphone suffisait à conclure. À cette époque, les dépenses étaient moins encadrées. Soit le directeur pouvait accéder à la demande des responsables médicaux et il s'employait à le faire, soit il ne pouvait pas et il s'en excusait humblement. Tout était simple, car l'hôpital vivait par et pour les médecins. Les patrons se partageaient le gâteau. J'ai même entendu un ou deux mandarins, parmi les plus anciens, affirmer que la direction était là uniquement pour passer les commandes ou faire réparer l'ascenseur. Ce qui était un peu méprisant, et sans doute exagéré.

Progressivement, afin d'acquérir la maîtrise totale de

l'organisation hospitalière, nos pouvoirs publics ont tout mis en œuvre pour abolir le pouvoir des chefs de service, qu'ils considéraient, à tort ou à raison, comme responsables d'une mauvaise gestion et de dérapages budgétaires. Sous couvert de vouloir assurer la sécurité des malades et de « rationaliser » les pratiques, ils ont fait appel à une armée de technocrates pour concevoir des normes et des règlements en tout genre. Puis, pour les faire appliquer, en deux décennies ils ont installé à l'hôpital une administration pléthorique et puissante. Le point paroxystique de cette politique a été la loi HPST (Hôpitaux, patients, santé et territoires) promulguée par Nicolas Sarkozy en 2009, qui a donné au directeur d'établissement la main sur la gestion financière, les projets stratégiques et l'ensemble des nominations. Depuis cette réforme, quand il souhaite recruter ou révoquer un médecin, le directeur n'a besoin que de l'« avis » du plus haut représentant des médecins, le président de la commission médicale d'établissement (CME). Et quand il s'agit de personnel non médical, il est le seul maître à bord. Ainsi s'est rapidement mise en place une gouvernance très verticale. Chaque décision, aussi insignifiante soit-elle, doit remonter en haut de la pyramide pour être validée. L'organisation militaire qui existait auparavant chez les médecins, quand tout le monde obéissait aux ordres du patron, est maintenant l'apanage des gestionnaires. Pendant que la hiérarchie médicale se délitait, celle de l'administration se durcissait. À tel point qu'aujourd'hui les conflits sont devenus nombreux et ouverts entre les responsables médicaux, mais ils sont inexistants ou en tout cas étouffés dans la sphère administrative. C'est un atout considérable pour le directeur qui tient les rênes : il peut à la fois compter sur des subordonnés fidèles et disciplinés, et profiter des fractures du camp adverse.

Bien entendu, la façon d'exercer le pouvoir par le directeur varie d'un établissement à l'autre. Elle dépend de sa propre personnalité, des objectifs qui lui sont fixés en amont et des contraintes financières dont il hérite en prenant son poste. Mais elle dépend aussi des différents décideurs locaux et de leurs luttes d'influence. Dans un petit établissement privé, le directeur aura plus de facilité à imposer ses choix que dans un grand hôpital public où les responsables médicaux sont nombreux et parfois réfractaires. Même si les poches de résistance se font rares, comme on le verra plus tard, un directeur doit savoir s'entourer d'alliés au sein du corps médical. Cela lui évite d'avoir à passer en force et de prendre des risques inconsidérés. Au cas où son choix s'avérerait inefficace ou dangereux, il n'a pas à en porter la responsabilité exclusive. Il dispose pour cela de collaborateurs très utiles, les chefs de pôle. Il faut savoir que, depuis 2005, les services ont été regroupés en « pôles d'activité ». Ces pôles sont des ensembles de services. Ils constituent une strate entre la direction et les chefs de service. Très souvent, le chef de pôle est responsable de l'un des services réunis dans le pôle. Par exemple, notre service d'urologie a longtemps été dans un pôle intitulé « Cancérologie et spécialités médico-chirurgicales », qui outre l'urologie regroupait l'oncologie, la chirurgie digestive, la gastro-entérologie, l'hématologie et la dermatologie. Notre chef de pôle était le patron du service d'oncologie. Cette couche dans l'organigramme de l'hôpital n'a aucun intérêt pour les patients. En revanche, c'est une aubaine pour le directeur, car elle lui sert de filtre. D'une part, elle lui a permis de réduire le nombre de ses interlocuteurs : il n'a plus qu'à s'adresser à quelques chefs de pôle plutôt qu'à tous les chefs de service de l'hôpital. D'autre part, il a pu sélectionner ses collaborateurs, puisque c'est par lui qu'ils sont nommés !

Il y a trois ans, j'ai été convoqué par le nouveau directeur de Cochin, que je n'avais encore jamais rencontré. Il était contrarié que je refuse d'aller à une réunion de programmation opératoire, à mon sens tout à fait inutile, et que je me sois autorisé à pointer l'incompétence d'un responsable administratif. Surtout, il n'avait pas apprécié que je réponde à une interview pour la presse, au cours de laquelle je n'avais pas hésité à décrire certains dysfonctionnements hospitaliers pourtant largement connus de tous. En entrant dans son bureau, j'ai eu la surprise de voir que mon chef de pôle m'y attendait aussi. Durant tout l'entretien, j'ai pu constater que les deux usaient des mêmes éléments de langage pour tenter de m'intimider. Ils m'ont alors annoncé qu'ils mettaient un terme à ma chefferie de service. Si les remontrances du directeur ne m'ont pas atteint, celles de mon collègue m'ont davantage troublé. Un médecin qui se met du côté de la direction… contre un autre médecin. Au-delà de cette anecdote, il faut bien comprendre à quel point le système a changé. Le temps où le directeur était isolé face à des mandarins puissants et capricieux est révolu.

Il est aujourd'hui assisté de nombreux adjoints administratifs, mais aussi médicaux. Je ne dis pas que tous lui servent la soupe, mais j'en connais peu qui vont à contre-courant.

Une restructuration des pôles a eu lieu à l'AP-HP en septembre 2019. Quinze ans après leur mise en place, tout le monde semble avoir compris qu'ils n'avaient eu aucune efficacité sur le plan budgétaire et organisationnel, sans même parler de leur impact sur les soins. À l'annonce de la restructuration, je me suis trop vite réjoui. J'ai cru naïvement qu'ils allaient purement et simplement disparaître, et que les services allaient retrouver leur autonomie. Mais rapidement, mes espoirs ont été douchés : les pôles ont été remplacés par des regroupements plus larges de services, cette fois-ci étendus sur plusieurs hôpitaux ; ils seront donc encore plus éloignés des préoccupations concrètes du terrain. On les appelle désormais des « départements médico-universitaires » (DMU). Le nom choisi pour les responsables médicaux de ces nouvelles entités est d'ailleurs très révélateur : les « chefs » de pôle sont devenus des « directeurs médicaux » de département.

Loin de moi l'idée de livrer des attaques personnelles, mais il faut tout de même avouer que le système est absurde. Alors que le directeur concentre beaucoup de pouvoirs, il est celui qui reste le moins longtemps en poste à l'hôpital. Quand il prend ses fonctions, on ne sait jamais pour combien de temps. Le plus souvent, il quittera le navire après quelques années seulement, sans même rendre de comptes à la communauté, et l'on apprendra qu'il a été promu dans une autre structure. Parfois, à l'occasion d'une grande recomposition on nous annonce l'arrivée d'un directeur « intérimaire ». Il rend son poste au bout de quelques mois, avant même que l'on ait pu le rencontrer. On ne sait pas s'il a mis un jour les pieds à l'hôpital ! Quand on connaît le temps nécessaire pour mener à bien un projet hospitalier à l'AP-HP, on ne peut qu'être atterré par cette valse incessante. À chaque nouvelle nomination, les projets s'arrêtent. Il faut attendre que le directeur s'installe, prenne ses marques, se présente aux différents responsables locaux, recrute certains adjoints ou assistants, puis qu'il se plonge enfin dans les dossiers. Quelle perte de temps ! Et quel manque de considération pour les médecins, qui eux passent une grande partie de leur vie dans le même service ! Je me rappelle le jour où notre ancien directeur a quitté Cochin. Un vendredi après-midi, il a envoyé un mail général à l'ensemble des personnels de l'hôpital pour signifier son départ. Il n'était resté chez nous que deux ans, et s'apprêtait à prendre de nouvelles fonctions au siège de l'Assistance publique... le lundi suivant.

La mainmise de l'administration sur la gestion hospitalière a eu deux conséquences majeures. La première est une rupture du lien avec les malades. Un discours comptable et déshumanisé s'est imposé à chaque recoin de l'hôpital. Les soins apportés aux patients en sont les grands oubliés. Par essence, les administratifs ne connaissent rien à la vie d'un service. Non par incompétence, mais parce qu'ils n'y sont pas formés. Leurs méthodes, leur raisonnement et même leur langage n'ont rien à voir avec ceux des soignants. Ils ont l'habitude de manier des chiffres et ne jugent souvent que sur des critères quantitatifs. Peu leur importe la réalité du terrain, pourvu que les indicateurs soient conformes. J'ai eu de très nombreuses occasions de m'en étonner. Par exemple, les administratifs préfèrent un taux d'occupation des lits supérieur à 80 % quitte à ne plus être en mesure d'accueillir les urgences, plutôt qu'un taux d'occupation de 75 % avec une petite marge de lits inoccupés pour y faire face en cas de besoin. Si le référentiel donne une « cible » de 80 %, et si cette dernière n'est pas atteinte, ils fermeront des lits pour résoudre le problème. Cela fera remonter mathématiquement le pourcentage de lits occupés. Vous aurez beau expliquer que le service risque d'être saturé en fin de semaine, ce qui obligera certains patients à dormir aux urgences, ils n'en démordront pas. Cette coupure avec la vie réelle peut s'avérer très problématique ; elle conduit à certaines erreurs qui mettent directement en péril la sécurité des soins. Elle suscite aussi un fort sentiment d'humiliation chez le personnel paramédical, qui est de plus en plus soumis à des injonctions contradictoires. Comment trouver un sens à son travail quand on a un devoir moral d'écoute et de bienveillance à l'égard des malades, mais quand simultanément le quotidien est sans cesse pollué par la réduction des effectifs et l'inflation de règles absurdes ?

Dans certains cas, la déconnexion de l'administration confine à la naïveté et peut donner lieu à des situations amusantes. Un samedi matin, en faisant la visite du service, je tombe sur un monsieur opéré la semaine précédente. Il est habillé, prêt à partir, et les formalités administratives pour sa sortie sont déjà réglées. Voici que sa fille, qui n'était jamais venue lui rendre visite jusqu'à ce jour, déboule en trombe et s'oppose violemment à son départ. Elle exige qu'on fasse pour lui la demande d'une maison de convalescence. Or ce patient est tout à fait apte à rentrer chez lui. J'essaie de raisonner sa fille mais elle ne veut rien savoir. Sous son influence, le père change brutalement d'avis, s'allonge sur son lit, et dit qu'il ne sortira « plus jamais de là » sauf pour aller en convalescence. Je demande alors aux infirmières de ne plus entrer dans sa chambre et de ne pas lui servir de plateau-repas, puis rentre chez moi. Assez rapidement, la situation dégénère et la fille adresse dans les heures qui suivent un courriel de plainte à l'administratrice de garde, pour refus de soins et mise en danger d'un malade. La responsable administrative appelle les infirmières pour leur demander de servir au patient son repas et d'annuler la sortie (ou plutôt de refaire l'admission). Ne sachant que faire, les infirmières me téléphonent ; je leur demande de ne pas céder sous la pression et de continuer à ignorer le patient. Je reçois alors un coup de fil de l'administratrice, à l'évidence très soucieuse d'éviter les problèmes avec la fille du monsieur, qui avait entre-temps fait valoir sa qualité d'avocate. Je maintiens ma position et lui suggère d'aller voir le monsieur en question, ce qu'elle consent à faire. Après être revenue du front, elle me rappelle pour me dire : « Vous aviez raison, ce patient n'est vraiment pas commode. Il est valide et n'a plus rien à faire dans votre service. » Je n'ai pas voulu enfoncer le clou, mais j'ai été tenté de lui dire qu'il faut parfois croire les médecins. Ce sont eux qui font face à la vraie vie. Le patient réfractaire s'est finalement résolu à rentrer chez lui.

La deuxième conséquence de cette nouvelle gouvernance est l'inertie. Absolument tout devient laborieux. Sont évidemment impactées les décisions stratégiques, mais pas seulement. Toutes les petites besognes du quotidien sont une gageure : faire une prescription informatisée (il faut taper deux fois son code et valider chaque étape du processus), ouvrir un dossier médical (le logiciel est régulièrement bloqué), prendre un rendez-vous en radiologie (la demande se fait uniquement par mail), appeler un brancardier (personne ne répond), faire réparer une imprimante (il faut faire un « bon »), etc. On ne compte plus les courriers et les mails sans réponse, les dysfonctionnements, le temps perdu à faire dix fois la même chose... Sans parler des réunions stériles, des commissions inutiles où siègent vingt personnes, et des projets abandonnés ou différés. Finalement, il n'y a guère que les coupes budgétaires ou les suppressions de postes imposées par la direction qui deviennent rapidement effectives. Pour le reste, il faut avoir beaucoup de persévérance. Il y a tellement d'interlocuteurs qu'on ne sait même plus comment faire bouger les lignes. Certains dossiers sont baladés entre le service, le pôle (désormais le DMU), la CME, la direction, la faculté, le siège de l'AP-HP, et l'agence régionale de santé (ARS dans le jargon administratif). Il y a quelques années, j'ai appris qu'un de mes assistants avait soutiré des honoraires à deux patients alors que son statut ne lui permettait pas d'exercer une activité privée à l'hôpital. Furieux, mais ne souhaitant pas pour autant le dénoncer, je lui ai laissé quelques mois pour quitter le service. Loin de faire profil bas, il a continué à se comporter de façon déplacée. J'ai alors décidé d'informer les instances médicales et administratives de ses agissements afin qu'elles m'aident à le mettre à pied. Au début, j'ai été écouté. J'ai cru que les choses allaient être réglées simplement, sans trop de difficulté. Puis la situation s'est curieusement enlisée. Personne ne semblait vouloir donner suite à l'affaire. J'ignore ce que le praticien avait trouvé à raconter pour sa défense, mais j'avais l'impression que l'on ne me croyait plus. Comme s'il avait réussi à me faire porter la faute. J'ai alors été contraint de produire le témoignage écrit de l'un des patients floués. Mais en dépit de cette pièce accablante, je n'arrivais pas à obtenir son départ du service. Au bout de quelques mois, j'apprenais même par des moyens détournés qu'il allait être maintenu dans le service contre ma volonté ! Personne ne daignait m'expliquer pourquoi. Visiblement, à chaque étage de la hiérarchie le mot d'ordre était de mettre la poussière sous le tapis. J'ai dû me battre plus d'un an, écrire des dizaines de courriers et solliciter de nombreux entretiens, pour que ce personnage sulfureux soit finalement écarté du service où plus personne ne pouvait le supporter. Cette période m'a beaucoup marqué. J'ai compris que, même pour un cas aussi simple à trancher, personne n'osait se mouiller. Que la machine était tellement sclérosée qu'on ne pouvait plus se débarrasser d'un élément gênant. Pendant tout ce temps, le praticien continuait à être payé par Cochin alors qu'il n'y mettait plus les pieds. Il a fini par être promu dans un autre hôpital où il devrait bientôt être nommé professeur !

Il est à peine croyable qu'une telle bureaucratie ait pu plomber en si peu de temps le système hospitalier, encore fluide il y a vingt ans. J'ose croire que ce marasme n'a pas été voulu. Mon hypothèse est qu'il est le dégât collatéral de la politique menée pour briser les médecins, qui, elle, a été savamment orchestrée. Les normes et les procédures instaurées pour accompagner la montée en charge de l'administration se sont autonomisées. Conçues initialement comme un outil de conquête du pouvoir, elles ont outrepassé leur rôle initial, ont évolué pour leur propre compte et se sont infiltrées dans tous les mécanismes décisionnels. Car une norme en appelle une autre. Pour qu'une règle soit appliquée, il faut mettre en place des contrôles. Et ces contrôles font ensuite l'objet de nouveaux contrôles. C'est ainsi que les procédures administratives fonctionnent : elles s'autoalimentent et se multiplient à foison. On ne revient jamais en arrière.

Aujourd'hui, j'ai le sentiment que l'administration hospitalière s'est fait prendre à son propre jeu. Elle-même souffre de l'excès de procédures, qui lui sont désormais dictées de plus haut. Les hôpitaux ont été placés sous la tutelle des ARS. Dans toute la France, on en compte dix-huit. Elles emploient plus de 9 000 personnes au total. Le conseil de surveillance de chaque ARS est présidé par le préfet de la région. Plus le temps passe, plus les décisions sont prises par des hauts fonctionnaires éloignés du terrain. J'ai en mémoire les propos d'un directeur de l'ARS d'Île-de-France ; fraîchement nommé à son poste, il avait suggéré, pour optimiser l'organisation des urgences chirurgicales, de ne laisser ouverts les blocs opératoires que d'un seul hôpital par département la nuit et le week-end. Quand on voit aujourd'hui le degré de saturation des urgences et le manque de place en aval pour opérer les malades, on peut être soulagé que ce programme n'ait pas été appliqué ! Et pourtant, aussi déconnectée soit-elle de la réalité, cette instance est devenue incontournable. Pour faire la demande d'un poste d'interne, tout chef de service doit rédiger un dossier qui passera en commission à l'ARS. Idem pour une demande de renouvellement d'activité libérale ; elle doit partir du service, être validée par le DMU, la direction hospitalière, le siège de l'AP-HP, le Conseil de l'ordre des médecins, puis par la sacro-sainte ARS !

L'ARS de la région Grand-Est a récemment fait les frais d'une polémique navrante. Début avril 2020, son directeur déclarait qu'il n'y avait « pas de raison de remettre en cause » le plan de suppression sur cinq ans de 174 lits et 598 postes au centre hospitalier de Nancy. Et ce, au moment même où les services de réanimation débordaient au point de devoir transférer certains malades vers d'autres régions françaises et en Allemagne ! La semaine suivante, le haut responsable était limogé. Mais le plus intéressant restera ce qu'il a confié à la presse concernant le projet en question : « [...] la ministre de la Santé de l'époque, Agnès Buzyn, nous a poussés à le poursuivre ». Et d'enfoncer le clou : « je suis un fonctionnaire loyal ». On en viendrait presque à plaindre ces fidèles serviteurs de l'État, qui sautent comme des fusibles alors qu'ils ne font qu'obéir. Mais ne soyons pas naïfs ; s'ils se lancent dans cette aventure, c'est parce qu'ils n'ont rien à perdre. Ils savent très bien qu'ils seront toujours repêchés. C'est d'ailleurs ce qui va arriver à celui-ci. Ex-conseiller de l'ancienne ministre Marisol Touraine, il a déjà fait savoir qu'il retournerait à l'Inspection générale des affaires sociales !

La Haute Autorité de santé (HAS) a également acquis des pouvoirs importants. Elle est chargée de certifier tous les établissements de santé français, publics comme privés. Tous les quatre à six ans, elle mandate des experts qui viennent à l'hôpital vérifier la bonne exécution des procédures réglementaires. Pendant quelques jours, ils passent tous les services au peigne fin, puis remettent leurs conclusions à la direction, qui les attend fébrilement. Il y a quatre ans, j'ai pu m'entretenir avec l'un des émissaires de l'HAS mobilisés à Cochin. Puisqu'il était chargé de contrôler la sécurité des soins, il m'a paru utile de lui dire à quel point le manque de personnel mettait en danger les malades. « Ce n'est pas ce genre de critères que nous étudions », m'a-t-il expliqué. La suite me l'a hélas confirmé. Le rapport définitif de l'audit pointait en effet d'autres « dysfonctionnements ». Il était notamment reproché aux secrétaires de mettre du vernis à ongles, aux infirmières de ne pas fermer systématiquement la porte du poste de soins derrière elles, et aux aides-soignantes de mal remplir les fiches de traçabilité de l'office alimentaire ! Franchement, quand les équipes s'évertuent à gérer le quotidien comme elles peuvent, en tension quasi permanente, n'est-ce pas insultant de les ennuyer avec des détails si futiles ? J'ai hâte de voir comment va se passer la prochaine certification des hôpitaux. Après ce qui vient de nous tomber dessus, les gratte-papier de l'HAS s'intéresseront-ils enfin aux vrais problèmes ?

L'inflation des procédures implique de renforcer les effectifs de l'administration. C'est un cercle vicieux. Pendant que le nombre de soignants est resté relativement stable face à l'explosion des besoins, celui des agents administratifs a constamment progressé. L'organigramme de l'AP-HP est un exemple du genre. Les instances décisionnelles ne se comptent plus : conseil de surveillance, directoire, commission médicale d'établissement, comité technique d'établissement, comité d'hygiène, de sécurité et des conditions de travail, commission centrale de concertation avec les usagers, commission centrale des soins. S'y ajoutent onze « directions de la direction générale » (affaires juridiques, économiques, communication...) et trois services généraux. La plupart de ces instances, directions et services existent aussi à l'échelon local de chaque hôpital, à tel point que sur un total de cent mille employés, un tiers n'exercent aucun rôle soignant ! Comment s'étonner si ça ne marche plus ? En 2018, le directeur général de l'AP-HP a proposé de transférer le siège historique de l'administration centrale, situé avenue Victoria dans un immense bâtiment dédié, vers une partie de l'hôpital Saint-Antoine. Au passage, il a préconisé une réduction des effectifs. Depuis que je travaille à l'Assistance publique, c'est la première fois que j'entends parler de dégraisser le mammouth administratif. C'est aussi le premier projet venant d'en haut qui me semble frappé du sceau du bon sens. Si seulement il pouvait être mené à bien…

L'absurdité du système actuel ne cesse cependant de s'aggraver. L'année dernière, je programme au bloc ambulatoire une intervention rapide et sans risque pour une jeune fille de dix-sept ans. Sa mère avait assisté à toutes les consultations, et bien sûr donné son approbation. Le jour de l'intervention, la maman se présente en nage à mon bureau et m'informe que l'opération n'aura finalement pas lieu. On lui a dit que pour opérer une personne mineure le nouveau règlement impose d'obtenir l'accord écrit préalable du directeur de l'établissement. J'appelle alors la cadre du bloc, que je connais bien, je la prie de m'excuser de ne pas avoir pris connaissance de cette nouvelle obligation et lui demande de passer outre puisque la jeune patiente est déjà sur place. « Impossible, me répond-elle, il faut une signature émanant de la direction. Il y a une fiche spéciale. » Consterné par cette obéissance aveugle, je déclare forfait et m'excuse auprès de la dame : il faut reporter l'intervention de sa fille. Ma secrétaire, qui avait assisté à la scène et ne pouvait se résoudre à en rester là, se renseigne rapidement et finit par se procurer la fiche en question. Elle fait patienter la dame et file aussitôt à l'administration. C'est elle qui m'a raconté la fin de l'histoire. Elle arrive dans l'un des services attachés à la direction, et tombe sur une poignée d'agents assis derrière leurs bureaux, tous aussi inactifs les uns que les autres. Elle les connaît vaguement pour échanger parfois des mails avec eux, mais n'a jamais pu mettre un visage sur leur nom. Elle leur explique la situation et lance : « Qui d'entre vous pourrait représenter la direction et signer ce papier ? » Personne ne se mouille. Elle demande alors où est leur supérieur hiérarchique. De mauvaise grâce, on lui indique d'un geste vague le bureau du directeur des soins. Arrivée sur place, elle le supplie de bien vouloir signer afin que la jeune fille soit opérée. Le stylo à la main, prenant son temps, le responsable administratif fait mine d'hésiter : « Je ne peux pas signer sans le consentement de la mère. » Dans tous ses états, ma secrétaire lui jure que la mère est mille fois d'accord, qu'elle est même très affectée à l'idée d'annuler l'intervention. C'est insuffisant. Son interlocuteur veut une preuve. Elle s'empare d'un téléphone et parvient, après plusieurs tentatives, à joindre la mère, qui donne officiellement son aval. L'administratif finit par signer, et la patiente est opérée dans l'heure qui suit. Voilà ce qu'est devenu l'hôpital.

3

Les médecins, victimes consentantes

Je suis attristé de voir ce qui est arrivé aux médecins. Ayant grandi avec l'idée que j'allais exercer un métier à part, peut-être même « au-dessus » des autres, j'ai vécu une lente et constante série de désillusions.

Par le passé, les médecins hospitaliers ont joui de nombreux privilèges. Je n'ai pas connu le temps où chaque matin tous les membres du service attendaient, en rang d'oignons et le petit doigt sur la couture du pantalon, l'arrivée du chef. Cela ne m'aurait d'ailleurs pas forcément plu. En revanche, j'ai connu celui où les professeurs de médecine savaient se faire respecter. Ils n'étaient pas les seuls : tous les médecins, y compris les plus jeunes, avaient une grande estime de leur fonction et n'hésitaient pas à le montrer à quiconque pouvait en douter. Pas question, à cette époque, de se faire malmener par une infirmière récalcitrante ou un patient désobligeant.

C'était aussi, il faut le reconnaître, la porte ouverte à certains abus qui ne seraient plus tolérés aujourd'hui. J'ai connu des professeurs qui engueulaient leurs malades quand ils avaient une complication postopératoire. Incapables de remettre en question leur propre travail, la faute était systématiquement attribuée soit à leur assistant, soit à l'opéré. J'en ai connu d'autres qui faisaient toujours attendre les patients pour qu'ils sortent le lundi, même quand ils auraient pu rentrer chez eux le week-end. Ils exigeaient de les voir une dernière fois à la visite du lundi matin, ne serait-ce qu'une minute, avant de valider leur sortie. Je me souviens aussi d'un chef de service qui, en période de divorce, avait pris ses quartiers à l'hôpital. Il dormait tantôt dans son bureau, tantôt dans sa voiture. Au beau milieu d'une nuit, parce qu'il n'arrivait pas à trouver le sommeil, il a fait appeler toute l'équipe de garde, l'anesthésiste, le chef de clinique, l'interne et l'externe, pour opérer à 2 ou 3 heures du matin une patiente dont l'intervention était programmée plus tard dans la journée. Tout le monde a trouvé ça ridicule, mais personne n'a bronché.

Ces dérives autoritaires n'étaient pas si fréquentes, mais elles étaient totalement décomplexées et bénéficiaient d'une large impunité. Et les plus jeunes n'étaient pas en reste. J'ai assisté, par exemple, à une soirée carabine au cours de laquelle plusieurs internes ont fait valser une table par la fenêtre. Elle est allée s'encastrer quelques étages plus bas dans le toit en brique d'un bâtiment de l'administration. On s'est bien amusé sur le moment, mais je dois admettre avec le recul que c'était de la pure bêtise.

Ce genre de comportement est peut-être la seule chose de cette époque qui ne me manque pas. Certains disent que les abus n'ont pas totalement disparu, qu'il en reste des reliquats. Ce n'est pas tout à fait faux, mais sous une forme très atténuée. Il faut d'ailleurs être prudent, car notre société devient spécialiste de la victimisation à outrance. Un jour, j'ai appris par une cadre du service que l'un de mes assistants avait annulé au dernier moment sa consultation, pour un motif futile que j'ai considéré comme un caprice de sa part. Il était coutumier de ce genre de mauvais comportement. Furieux que plusieurs dizaines de patients se retrouvent soudainement sur la touche, je téléphone à cet assistant qui se garde bien de répondre. Maladroitement, je laisse sur son répondeur un message rageur dans lequel je lui passe un savon. Sous le coup de la colère, je lui dis que s'il recommence je serai obligé de le virer. Quelques semaines plus tard, j'apprends par une tierce personne qu'il est allé se plaindre au chef de pôle et lui a fait écouter mon message. Ce dernier s'est ensuite empressé de saisir le président de la CME de l'AP-HP pour m'accuser de « harcèlement » !

Beaucoup pensent qu'aujourd'hui la maltraitance à l'hôpital provient bien moins des médecins que de l'administration. Ce qui est tout à fait logique, puisque c'est elle qui a désormais le pouvoir. Cette maltraitance est moins visible et grossière que celle pratiquée autrefois par les mandarins. Elle est maquillée par de bonnes manières et trouve comme justification le respect des règles et des objectifs. Quand, par exemple, on diffuse un document qui annonce la nécessité de supprimer 2 PNM (deux membres du personnel non médical) par pôle et par an pour augmenter l'« efficience », tous les agents vont, au fond d'eux-mêmes, se demander s'ils pourront conserver leur poste ou s'ils devront changer de service. Au passage, on leur fait bien comprendre qu'ils contribuent au déficit de l'hôpital. Cette forme de pression psychologique est très pernicieuse car elle est constante mais à peine perceptible. Les agents ne sont pas directement agressés, mais ils sont subrepticement dépréciés.

Les médecins commencent eux aussi à être victimes de maltraitance. Pour peu qu'un responsable médical refuse de se soumettre aux injonctions de la direction, il devient la cible d'intimidations et de menaces en tout genre. Croyez-moi, je sais de quoi je parle. Au début, l'attaque n'est jamais frontale, elle est plutôt insidieuse. Vous êtes poliment prié de bien vouloir mettre en place telle ou telle réorganisation. En général, il s'agit de fermer des lits ou de vous défaire de personnel. Si vous tentez de résister, il faut avoir les nerfs solides. Vous voyez rapidement le cercle de vos opposants s'élargir. D'un interlocuteur unique, le directeur, vous passez à plusieurs. Vous comprenez alors qu'il a sollicité le concours de ses serviteurs médecins. Vous vous retrouvez vite esseulé, face à plusieurs confrères haut placés dans la hiérarchie, des chefs de pôle ou le président de la CME. Vous avez beau argumenter, mettre en avant l'intérêt des patients, rappeler aux collègues leurs engagements antérieurs, rien n'y fait. Vous entendez certains affirmer l'inverse de ce qu'ils vous disaient quelques semaines plus tôt. Parfois, vous trouvez même un certain plaisir à les voir se compromettre. Mais la fin est toujours la même : l'étau se resserre et vous finissez par céder. Vous ne pouvez pas résister car vous savez pertinemment que vous ne trouverez aucun allié dans l'hôpital. Personne ne prendra le risque de vous soutenir.

J'ai conservé des dizaines de courriers et de mails dans lesquels je faisais l'objet de menaces. Un des plus marquants m'a été adressé par le directeur. Nous traversions une période pénible où le service d'urologie venait d'être partiellement mutualisé avec celui de gynécologie. Le directeur et moi nous écharpions sur un sujet futile. Comme un maître d'école, il voulait que j'adresse à l'un de ses collaborateurs un courrier d'excuse, ce qui était hors de question. À la même époque, je lui faisais régulièrement savoir que nous n'avions pas assez de place au bloc pour opérer nos patients, et que l'activité du service s'en trouvait très pénalisée. C'était l'objet de tensions récurrentes. Alors, visiblement en mal d'autorité, le directeur m'a envoyé un jour un courriel stupéfiant. Dans son message, il me menaçait carrément, si je ne rédigeais pas le fameux courrier d'excuse, de saisir le conseil de bloc pour statuer sur la fermeture de vacations opératoires d'urologie ! Il devait penser que ce chantage me ferait capituler, puisque nous avions au contraire un cruel besoin de salles d'opération supplémentaires. J'avoue avoir été très surpris. D'abord, qu'il ait commis une telle imprudence, plutôt rare chez les responsables administratifs – car après m'être renseigné auprès d'un spécialiste j'ai appris que ce type de menace était juridiquement répréhensible. Ensuite et surtout, qu'il ait envisagé de sacrifier l'intérêt des patients uniquement pour une querelle d'ego.

La passivité des médecins hospitaliers face à leur mise au pas me laisse perplexe. J'ai pourtant pleinement conscience que notre société se démocratise et que, à l'instar des personnalités politiques, des magistrats ou des enseignants, il est normal que les médecins descendent de leur piédestal. Le mandarin surpuissant et imperméable à la critique n'a plus lieu d'être. Je sais aussi que, pour une meilleure utilisation de l'argent public, il faut placer des garde-fous et faire appel à des gestionnaires. Que ce soit clair, dans mon esprit il n'est plus question de laisser quelques responsables médicaux tenir à eux seuls l'hôpital. Mais ce qui se passe aujourd'hui va trop loin. Ce sont les médecins et plus largement les soignants qui donnent à hôpital toute sa valeur. Ce sont eux qui s'occupent des malades et qui sauvent des vies. Ce sont eux dont la société a vraiment besoin. En théorie, l'administration devrait donc les accompagner, répondre à leurs besoins, leur faciliter la vie. Mais depuis quelques années, elle ne les écoute même plus. Pire, elle leur met des bâtons dans les roues et abîme leur outil de travail. Et eux, que font-ils en retour ? Ils courbent l'échine.

Non seulement les médecins ont renoncé au pouvoir, mais ils ont accepté d'être fliqués. Toujours sous couvert de faciliter les pratiques, améliorer la traçabilité et réduire les erreurs médicales, certaines procédures visent en fait à tout contrôler. Surtout l'activité des soignants. Dans le logiciel informatique commun à l'AP-HP, où sont stockées les données des patients, vous pouvez désormais entrer le nom de n'importe quel praticien et avoir accès à son emploi du temps. Par exemple, en tapant mon nom vous verrez apparaître, jour après jour, la liste de tous mes consultants et opérés. Vous trouverez même l'heure de démarrage et la durée de chacune de mes interventions. Cela signifie que des personnes extérieures au service peuvent savoir en temps réel ce que je fais. Elles peuvent comparer mon activité à celle de mes collègues, et voir si j'opère plus ou moins vite qu'eux. Je me souviens d'un rendez-vous avec le directeur de l'hôpital, un mardi à 11 heures. Avant d'aller le voir, j'avais trois courtes interventions chirurgicales à réaliser. Quand je suis entré dans son bureau, pile à l'heure prévue, il m'a dit après les politesses d'usage : « Vous avez été rapide au bloc. » Je n'ai pas compris sur l'instant, car à l'époque j'ignorais le fonctionnement de ce logiciel fraîchement installé. J'ai furtivement pensé que le directeur s'était renseigné auprès d'un cadre du bloc, ou bien que je l'avais moi-même prévenu d'un risque de retard à cause de mon programme opératoire. Mais en y repensant, j'ai compris qu'il avait en fait consulté ce fameux logiciel. Non seulement les actes des médecins y sont tracés, mais chacune de leurs manipulations informatiques aussi. Quand un praticien ou sa secrétaire modifie le programme opératoire, par exemple s'il faut annuler une intervention ou rajouter une urgence, le logiciel garde en mémoire qui a fait la modification, quel jour et à quelle heure. Je crains que cette vaste base de données médicales ne soit une bombe à retardement. Un jour, elle donnera peut-être lieu à de graves problèmes éthiques et juridiques. Mais au-delà de cet aspect, je suis sidéré de la docilité des médecins. Certains vont même jusqu'à tendre le bâton pour se faire battre. Ils animent un « club d'utilisateurs » du logiciel, vantant régulièrement ses nouvelles fonctionnalités sur le site intranet de l'hôpital. Que leurs activités soient mises à la disposition de la communauté ne les gêne pas le moins du monde. Ils seraient presque capables de s'en réjouir ! Si en revanche ils souhaitent connaître l'agenda d'un responsable administratif, ils peuvent chercher longtemps : le logiciel ne met en ligne que celui des médecins ! Transparence pour les uns, opacité pour les autres...

Pour toutes ces raisons, je ne peux m'empêcher de penser que les médecins sont des victimes consentantes. La plupart souffrent d'être déconsidérés et de voir leurs conditions de travail dégradées. Mais bien souvent, leur frustration reste enfouie, solitaire, presque refoulée. Ils ont capitulé et sont passés à autre chose. Ils évitent le sujet. Il faut vraiment leur tirer les vers du nez pour qu'ils vous disent à quel point ils sont désabusés. Dans un autre style, il y a ceux qui se donnent une apparence de frondeur, mais qui montrent un tout autre visage quand les choses se compliquent. En coulisse, vous avez le sentiment qu'ils seraient prêts à en découdre. En public, en réunion par exemple, ils deviennent soudainement très conciliants et ne font qu'acquiescer. C'est triste à dire, mais les médecins d'aujourd'hui ont peur de l'administration. Ils accourent dès qu'elle les siffle. On a beau critiquer les anciens mandarins, eux au moins avaient du panache !

Après le transfert de notre service dans le bâtiment Port-Royal, nous avons connu beaucoup de « débordements » au bloc. Nos programmes opératoires finissaient tard le soir, au-delà des horaires habituels, ce qui créait beaucoup de tension chez le personnel. Alors que j'attribuais ce problème à une mauvaise organisation (démarrage tardif des salles d'opération, délais trop longs entre les interventions, personnel non formé...), certains intervenants extérieurs au service y voyaient une autre cause. Ils m'accusaient de planifier trop de malades sans me soucier des contraintes horaires. Le directeur de l'hôpital, régulièrement interpellé à ce sujet, a fini par s'inviter à la réunion hebdomadaire de programmation opératoire, en présence des différentes spécialités concernées. Il voulait sans doute juger par lui-même. De l'avis de tous, c'était une intrusion sans précédent dans les affaires purement médicales. Jamais personne n'avait vu un directeur assister au programme du bloc. N'allant pas moi-même à cette réunion, à laquelle j'envoyais chaque semaine l'un de mes assistants, je n'en recevais que des échos indirects. Il m'arrivait de croiser un collègue d'une autre spécialité, et de l'entendre à juste titre s'offusquer de l'ingérence d'un administratif dans les soins apportés aux patients. Un jour, peu de temps après la fin de la réunion, le directeur rédige un mail à l'intention de tous les intervenants du bloc, chirurgiens, anesthésistes et cadres. Il y fait la liste des débordements à craindre pour la semaine à venir, réorganise le programme opératoire à sa façon, et demande que soient décalées les interventions de plusieurs patients d'urologie ! Effaré qu'il se permette de choisir arbitrairement quels malades maintenir et quels autres reporter, je lui adresse, avec copie à tous les destinataires de son courriel initial, ce retour : « Monsieur, j'ignorais qu'il était du ressort de la direction de prendre des décisions médicales aussi lourdes de conséquences. Parmi les patient(e)s que vous comptez annuler : le premier a une tumeur de la vessie (il est recommandé d'intervenir dans les semaines qui suivent le diagnostic), deux ont des difficultés à uriner à cause d'un phimosis serré, un autre a un calcul obstructif de l'uretère (il peut faire à tout moment une infection rénale), la dernière présente des infections sur sa sonde double J qu'il convient donc de changer rapidement. Cordialement, professeur Peyromaure. »

Sa réponse ne se fait pas attendre. Visiblement piqué au vif, il m'explique que, s'il n'a en effet pas vocation à faire le programme opératoire, il est en revanche bien obligé de fixer un cadre lorsque certains médecins ne se conforment pas aux règles communes (je suis alors visé). Si cette énième prise de bec stérile ne présentait aucun intérêt, c'est la suite que j'ai trouvée croustillante. Car je n'ai reçu aucun soutien de la part des médecins. Aucun de ceux qui poussaient des cris d'orfraie les semaines précédentes ne s'est manifesté. Personne n'a saisi la perche et renchéri sur mon mail. Tous avaient là une belle occasion de dire haut et fort ce qu'ils avaient sur le cœur, mais ils ont attendu sagement dans leur coin que l'orage passe. Durant les jours qui ont suivi, quand je les croisais au hasard des couloirs de l'hôpital, ils se gardaient bien d'évoquer l'incident. C'est seulement bien plus tard que certains ont brisé le silence, quand le directeur avait cessé de venir : « Tu as eu raison de protester ; ce n'est pas à la direction de faire le programme. »

Las de voir l'hôpital s'enfoncer, mais peu enclins à se battre pour le défendre, beaucoup de médecins ont trouvé une échappatoire. Ils puisent leur intérêt ailleurs qu'auprès des patients. Cet évitement leur permet à la fois de retrouver un certain confort quotidien et de se sentir exonérés de toute responsabilité. Il est plus facile de s'éloigner du navire quand il commence à tanguer. Ils passent le plus clair de leur temps en congrès, se focalisant sur le travail universitaire et académique. Je connais une dizaine de professeurs qui ne s'occupent presque plus des soins. Comme si cette besogne n'était pas suffisamment noble pour eux. Si vous les appelez pour leur adresser un patient, vous comprenez rapidement qu'il vaut mieux toquer à une autre porte. De toute façon, ils répondent rarement au téléphone. Et pour cause, ils sont souvent en déplacement ou à l'étranger ! Tout en étant aux manettes à distance, ils délèguent à leurs adjoints une bonne partie de la gestion quotidienne du service. J'ai entendu dire que certains n'assurent pas eux-mêmes leurs consultations publiques, préférant les confier à un subalterne. En revanche, ils réapparaissent comme par magie quand il s'agit de leurs patients privés. Je connais même un chirurgien qui n'aurait plus mis les pieds au bloc depuis plusieurs années !

Et puis, il y a les médecins-politiques. Très friands de réunions, ils peuvent avoir une certaine influence à l'hôpital. Ils dirigent des commissions, participent à l'élaboration de procédures, et aident la direction à mettre en application ses projets stratégiques. Véritable caution médicale de l'administration, ils sont prêts à bafouer l'intérêt de leurs collègues, parfois même des patients, pour satisfaire leur ambition. Leur opportunisme les place toujours du bon côté. Ce sont eux qui me gênent le plus. Sans foi ni loi, ils n'hésitent pas à retourner leur veste au gré du vent. La main sur le cœur, ils déplorent un jour le manque de personnel à l'hôpital, puis valident le lendemain la suppression de quelques postes. Ces personnages sont très utiles à l'administration, qui peut compter sur leur fidélité en toutes circonstances. En cas de litige, ils savent déformer la vérité et faire porter le chapeau à qui les arrange. Ce sont de redoutables manipulateurs. J'en ai fait l'expérience il y a trois ans, quand la direction et les responsables du département d'anesthésie ont décidé que l'équipe d'urologie n'opérerait plus ses urgences le soir et le week-end dans ses blocs habituels, mais dans un bâtiment situé à l'autre bout de l'hôpital. J'ai tout de suite prévenu que nous allions au-devant de sérieux problèmes. En effet, le bloc dans lequel on nous demandait d'opérer était déjà saturé par les urgences de chirurgie digestive. Ma crainte était que nos patients attendent longtemps leur tour, et que certains soient pris en charge trop tard. Le chef de pôle d'anesthésie a alors imaginé un dispositif inédit, consistant à distinguer deux types d'urgences : les plus graves dites « vitales », et les moins graves dites « relatives ». Il proposait que seules les premières soient opérées à Cochin, et que les secondes soient transférées vers d'autres établissements. Nous savions pertinemment que ce serait impossible, pour une raison très simple : les autres équipes n'acceptent que rarement les transferts, étant souvent débordées ou en manque de lits. Mais la direction et les quelques collègues impliqués n'en ont pas démordu : c'était comme ça et pas autrement, tout allait bien se passer. Évidemment, les premiers ennuis n'ont pas tardé à arriver. Les patients présentant une urgence « relative » se sont très vite trouvés tels des colis en souffrance aux urgences de Cochin. Selon la procédure en vigueur, nous n'étions pas censés les prendre en charge. L'équipe des urgences et les assistants d'urologie essayaient donc de les adresser à d'autres centres, mais sans succès. Ainsi que nous l'avions prédit, aucun service ne répondait favorablement. Nos interlocuteurs ne comprenaient pas pourquoi nous ne gardions pas ces patients qui se trouvaient déjà à l'hôpital, avec un service d'urologie et une équipe spécialisée sur place. Les pauvres étaient donc bloqués aux urgences, en attente d'une solution. Quand certains ont commencé à avoir des complications, j'en ai fait part à tous les responsables qui nous avaient imposé cette nouvelle organisation. Mon but était de les alerter de certaines situations dangereuses avec l'espoir qu'ils reviennent en arrière. Mais à ma grande surprise, ma démarche s'est avérée totalement contre-productive. Pour ne pas avoir à reconnaître leurs torts, ils déformaient systématiquement la réalité. Ils trouvaient à chaque événement indésirable des explications tendancieuses qui n'avaient rien à voir avec ce qui s'était réellement passé. La meilleure défense étant l'attaque, ils s'en prenaient systématiquement à l'équipe d'urologie. Ils nous reprochaient d'être mal organisés, de faire traîner, ou de ne faire aucun effort pour transférer les patients. C'était le monde à l'envers ! Non seulement ils n'émettaient pas la moindre autocritique, mais ils nous rendaient coupables à leur place. Pour mettre un terme à la pagaille, nous avons finalement cessé le tri des urgences. Nous avons décidé de toutes les opérer, vitales ou non, quitte à attendre un peu trop longtemps qu'une place se libère au bloc. C'est ce que nous faisons toujours aujourd'hui, avec l'inconfort et les risques que cela engendre. Ceux qui nous ont mis dans ce pétrin n'en parlent plus jamais. Ils savent que, si un accident grave survenait, ils trouveraient toujours la parade pour se dégager de toute responsabilité.

Alors que j'essayais seulement de défendre l'intérêt des malades, combien de collègues m'ont fait passer pour un fauteur de troubles ! Ils déformaient habilement mes propos, me fabriquaient une image de chirurgien égoïste et caractériel. J'étais celui qui méprise la collectivité et s'assoit sur les règles. Les plus francs du collier ajoutaient que si l'hôpital ne me convenait pas je n'avais qu'à le quitter au lieu de cracher dans la soupe. Je leur répondais : « Ce n'est pas l'hôpital que je critique, mais ceux qui le desservent. » Un vrai dialogue de sourds.

Cela étant, les choses pourraient changer. La mobilisation générale pour la défense de l'hôpital public a galvanisé les médecins. Elle a rétabli un peu de bon sens et de solidarité. J'ignore si cela va durer, mais beaucoup ont pris conscience que leur mollesse n'était plus acceptable. Certains se sont senti pousser des ailes ; ils ont tenu des propos d'un genre nouveau. Fin 2019, peu de temps avant la catastrophe, des services entiers avaient cessé de faire remonter le codage des actes médicaux à leur direction, empêchant ainsi la facturation de ces derniers. Près de mille responsables médicaux avaient décidé de boycotter leurs tâches administratives, tout en continuant à assurer les soins auprès des malades. Une désobéissance sans précédent. Que va-t-il se passer maintenant ? La rébellion des blouses blanches va-t-elle durer ou faire pschitt ?

4

Les patients, enfants gâtés... et dupés

Les patients ont eux aussi largement participé à la détérioration de l'hôpital. L'habitude d'être servis les a rendus ingrats. Quand j'ai commencé, la plupart étaient reconnaissants. Pourtant en bas de la hiérarchie médicale, je recevais à chacune de mes consultations de nombreux présents : une bouteille, une boîte de chocolats, un mot de remerciement… À présent en haut de l'échelle, il se passe parfois des mois entiers sans que cela ne m'arrive. J'en suis très affecté, non pas pour des raisons matérielles mais pour ce que cela signifie : la médecine est considérée comme un dû. Celui qui prodigue des soins est devenu un prestataire de services. Si le service rendu est conforme aux attentes du patient, rien de plus normal. S'il n'est pas à la hauteur, c'est le drame.

L'attitude des opérés, par exemple, est frappante. Quand nous les recevons en consultation postopératoire, ils affichent souvent une mine patibulaire. En principe, la première question du chirurgien est la suivante : « Comment allez-vous ? », ou bien : « Comment ça s'est passé depuis l'intervention ? » Il fut un temps où la réponse était quasi systématiquement : « Je vais très bien, merci, docteur. » Puis, au fil de la discussion et des questions plus précises, venait éventuellement le moment d'évoquer les incidents collatéraux. Aujourd'hui, l'entrée en matière est très différente. À la même question d'usage, de plus en plus de patients répondent par : « Ça pourrait aller mieux. » Avec un air grave, ils vous font bien comprendre que l'épreuve n'a pas été facile pour eux. Ils insistent toujours sur les aspects négatifs, quitte à convenir plus tard, au fil des échanges, que ce n'est pas si dramatique. Quant à ceux qui ont réellement une complication, même dénuée de gravité, ils vous diront sèchement que « ça ne va pas du tout », avec un ton mêlé d'auto-apitoiement et de reproche. Le ciel leur tombe sur la tête ; ils sont inconsolables. Le nombre de patients qui ressortent de la consultation sans remercier, ou qui le font du bout des lèvres, est surprenant. Comme s'ils étaient victimes d'une forme d'injustice dont le médecin serait sinon l'auteur, du moins le complice.

Même à l'hôpital Cochin, qui se trouve dans un beau quartier de Paris, l'indiscipline et les incivilités sont devenues courantes. Combien d'exemples pourrais-je rapporter ici ! Entre les patients qui n'honorent pas leur rendez-vous, ceux qui annulent leur opération au dernier moment, ceux qui parlent trop fort sans se soucier d'autrui, ceux qui laissent traîner leurs détritus et ceux qui parlent mal aux soignants, il y en a pour tous les goûts. Ces grossiers personnages n'ont pas la moindre vision collective. Ils se servent sans rien donner en retour. Sur ce point, le témoignage de l'une de nos aides-soignantes est assez éloquent : « Aide-soignante est un métier qui nécessite de faire preuve d'empathie, de bienveillance, de diplomatie mais également d'être disponible, forte et résistante psychologiquement. J'aime ce métier pour toutes les valeurs qu'il véhicule. J'assure les soins des patients avec sourire depuis une vingtaine d'années et je ne m'en lasse pas malgré les difficultés rencontrées au quotidien. Je veille à ce qu'ils bénéficient de tout le confort que je peux leur apporter. Parfois, ils me le rendent bien et puis d'autres fois, pas du tout. Je constate depuis quelques années que les patients sont devenus de plus en plus exigeants, à la limite de l'abus et du mépris. Je me souviens encore de ce jour où un patient a activé la sonnette de sa chambre. Je m'y rends et lui demande s'il a besoin de quelque chose. Et là, il me répond : "J'ai fait tomber mon stylo sous le lit. Pouvez-vous le ramasser ?" J'ai été totalement surprise et presque agacée par cette requête incongrue car ce patient n'était absolument pas alité et pouvait se déplacer sans aucun problème. Autre anecdote édifiante : un jour, j'étais en train de servir les petits déjeuners. J'entre dans la chambre du patient. Sa table était déjà remplie de journaux empilés. Au lieu de les enlever lui-même, il me demande de le faire. Je m'exécute et finis par déposer son plateau. Au moment de partir, il m'interpelle. Je m'avance vers lui et il me tend quelque chose. Stupéfaite, je lui demande de quoi il s'agit et il me répond avec un certain détachement que ce sont des déchets de la veille. Ce jour-là, c'étaient des épluchures de fruits mais ça aurait très bien pu être un mouchoir usagé, des miettes de pain, etc. Bien évidemment, j'ai refusé. Dans ces moments-là, j'ai réellement l'impression de n'être qu'une domestique. Ce manque de respect et de considération me sidère et m'affecte. On est là pour aider les patients, pour faire en sorte que leur séjour au sein du service se déroule dans de bonnes conditions. En retour, certains se comportent avec nous de façon abjecte. Heureusement qu'il existe aussi – et c'est la majeure partie – des patients respectueux du travail que nous fournissons au quotidien. Leurs remerciements et encouragements nous confortent dans l'idée que notre métier est tout de même bien nécessaire, voire primordial. »

Outre le respect élémentaire de l'institution, les patients perdent leur bon sens. L'angoisse est devenue si présente qu'elle entrave toute faculté de jugement. Les opérés d'autrefois ne se plaignaient pas d'avoir un peu de sang dans l'urine ou quelques brûlures après une résection de la prostate. Le sujet n'était même pas évoqué, tant il leur semblait évident que c'était une conséquence logique de l'intervention. Aujourd'hui, vous avez beau multiplier les informations, prévenir du moindre souci à venir, vous n'arrivez que rarement à rassurer. Vous serez systématiquement joint par téléphone ou par mail, et souvent plusieurs fois, afin d'être informé d'événements tout à fait futiles et anticipés mais dont le patient souhaite à tout prix vous faire part. Quand vous tentez de mettre un terme à ces échanges chronophages et inutiles, il n'est pas rare qu'il s'en offusque ouvertement, ou qu'il vous exprime de façon ostensiblement peinée son incompréhension devant votre manque d'empathie. Car le patient contemporain a bien saisi une chose : il est celui qui souffre, c'est lui le martyr.

Parmi tant d'autres, j'ai reçu d'un homme une lettre qui illustre parfaitement cette tendance à la victimisation. En tout et pour tout, j'ai vu ce patient deux fois dans ma vie. La première fois, il y a six ans, il était venu me voir en consultation car son urologue lui avait préconisé une intervention pour un cancer de la prostate ; il voulait un second avis. J'avais alors conforté l'indication déjà posée, qui me paraissait tout à fait pertinente. Je n'ai eu ensuite aucune nouvelle. L'année dernière, le patient réapparaît à ma consultation. Il sollicite à nouveau mon avis car l'intervention réalisée par mon collègue cinq ans auparavant n'a pas donné les suites attendues. On pourrait déjà s'étonner de cette méthode, qui consiste à se faire traiter par un praticien puis à s'adresser à un deuxième quand les choses tournent mal, mais là n'est pas le sujet. Je le reçois donc et essaie de comprendre ce qui lui arrive. Avec une voix d'outre-tombe, il me dit assez rapidement au cours de l'entretien qu'il se sent « perdu ». C'est le mot qu'il emploie. Pourquoi ? Parce qu'au lieu d'être descendu à 0 après son opération, son marqueur biologique, le PSA, est à 0,15. Je conviens devant lui que c'est une situation problématique, qui peut traduire un risque de récidive du cancer. Puis je lui explique qu'il suffit pour l'instant de continuer la surveillance, et que si à l'avenir le taux dépasse 0,2 il faudra entreprendre une radiothérapie complémentaire. Il me confie que ce sont exactement les recommandations de son chirurgien. Je le regarde alors avec étonnement (ce qu'il a visiblement pris pour du dédain) et lui demande :

« Si votre urologue vous a déjà dit ça, alors pourquoi vous sentez-vous perdu ? C'est au contraire assez simple. Je vous confirme que sa proposition est conforme aux bonnes pratiques. » J'ajoute, pour l'aider à cesser de gamberger, qu'à mon avis il n'est pas « perdu » mais qu'il n'a tout simplement pas assez confiance en ce qu'on lui dit. Et devant son acquiescement, je finis par lui dire à quel point ce manque de confiance, très répandu de nos jours, altère les relations entre malades et médecins. La consultation se termine sur quelques échanges plutôt froids mais respectueux.

Pas plus de deux jours plus tard, je reçois de lui ce courrier : « Monsieur, lors de notre entretien du 22 juillet dernier, vous vous êtes étonné du fait que beaucoup de patients perdaient confiance en leurs médecins et gaspillaient beaucoup de temps et d'énergie à vérifier leurs dires auprès d'autres praticiens. Vous avez raison, la confiance s'est largement détériorée, mais à qui la faute ? Le corps médical en son entier ne devrait-il pas commencer par faire son propre mea culpa avant d'incriminer les malades ? Je vous rappelle que si mes cellules cancéreuses sont toujours présentes malgré ma prostatectomie, c'est que celle-ci n'a été effectuée que trop tardivement, donc qu'il y a eu erreur d'appréciation de la part de mon urologue. Vous comprendrez alors que ma confiance en lui se soit effritée et que je sois venu chercher conseil ailleurs. Et ce n'est pas la première fois que la chose se produit : à plusieurs reprises dans ma vie j'ai eu à souffrir de complications médicales dues à beaucoup d'incompétence. Comprenez que je sois devenu méfiant. De même, si ma femme repose aujourd'hui dans une petite urne dans notre cimetière communal, c'est parce que son cardiologue a été d'une imprévoyance catastrophique et n'a pas su prendre à temps les mesures qui s'imposaient. Et autour de moi je n'entends parler que d'erreurs, d'incompétence et – passez-moi l'expression – de je-m'en-foutisme, par des patients désabusés qui ne savent plus où donner de la tête. Croyez-moi, monsieur Peyromaure, prenez le pouls du corps médical avant de prendre celui des patients et vous serez surpris de ce que vous découvrirez. Ce sont les fautes et les erreurs répétitives qui ruinent notre Assurance maladie, pas la méfiance légitime des victimes. J'espère avoir répondu le plus précisément possible à votre question et vous prie d'agréer mes sincères salutations. »

Trouvant ce courrier très révélateur de notre époque, j'ai téléphoné à son auteur pour lui demander l'autorisation de le retranscrire dans ce livre. Il me l'a gentiment accordée. Si la lettre contient certaines affirmations auxquelles je pourrais éventuellement adhérer, j'en ai relevé deux autres qui montrent bien à quel point la mentalité des patients a changé. La première est que la persistance de cellules tumorales, suspectée par un taux de PSA à 0,15 et non pas strictement à 0, serait forcément liée à une erreur d'appréciation du médecin. On pourrait aussi imaginer que la tumeur se soit révélée plus agressive que prévu, ou l'intervention plus complexe que d'ordinaire. Ce sont des choses courantes. Le chirurgien aurait fait de son mieux mais n'aurait pas pu maîtriser une situation difficile. Non, le patient n'évoque pas cette éventualité. Il est convaincu que le thérapeute est forcément en tort, et que lui-même en est la victime. La seconde, qui pousse encore plus loin le raisonnement, est que le déficit de l'Assurance maladie serait uniquement dû aux erreurs médicales. Comme si d'autres raisons, parmi lesquelles le vieillissement de la population, l'augmentation du coût des traitements, l'inflation d'actes injustifiés, ou encore les fraudes à la Sécurité sociale, n'existaient pas !

Une autre caractéristique des patients français est leur répugnance à sortir le porte-monnaie. Confortés par l'idée qu'ils paient déjà suffisamment d'impôts, ils n'envisagent pas de débourser pour leur santé, y compris les frais annexes. Attention, qu'ils n'aient pas à régler une intervention lourde ou des examens élaborés me paraît tout à fait normal. Mais chipoter pour quelques euros de téléphone ou de télévision, ou refuser obstinément d'avancer la course d'un taxi, pose tout de même question. Cela traduit une forte dépendance psychologique aux prestations sociales, qu'aucun malade vivant en dehors de notre pays ne saurait imaginer. Désolant mais compréhensible chez les pauvres, cet assistanat devient franchement malsain chez les personnes aux revenus confortables. N'allez surtout pas imaginer que les catégories populaires sont les seules bénéficiaires du système. Je ne compte plus les patients issus des classes moyennes et supérieures qui vont au laboratoire de leur propre initiative effectuer des bilans inutiles, puis me demandent *a posteriori* une ordonnance antidatée pour se faire rembourser. J'en vois aussi beaucoup qui souhaitent décaler leur intervention au retour des vacances, de manière à cumuler leur séjour au soleil puis un arrêt de travail. Chez nous, les vacances sont tellement sacrées que nombre de personnes atteintes d'un cancer préféreront différer leur traitement au risque de laisser évoluer la tumeur, plutôt que sacrifier quelques semaines de loisirs.

La période ne s'y prête guère, mais j'ose affirmer que les patients français ont acquis trop de droits sans qu'aucun devoir ne leur ait été imposé en retour. Qu'ils sèchent un rendez-vous de consultation, qu'ils perdent une ordonnance, ne se présentent pas à un examen, ou même qu'ils « oublient » de venir en hospitalisation, ils n'auront aucune sanction et trouveront toujours moyen de rattraper le coup. Il n'est pas possible de lister les patients indélicats, ni de cesser de les voir. La réglementation autorise le médecin à refuser de soigner quelqu'un, mais dans un cadre très strict et avec l'obligation de veiller à ce que la permanence des soins soit assurée. Les patients le savent pertinemment. Que la secrétaire ait mis deux heures pour planifier une opération, qu'il ait fallu se battre pour trouver une place au bloc ou un lit en salle d'hospitalisation, peu leur importe. Ils se sentent libres d'annuler en toute impunité ; ils n'auront rien à payer puisqu'il n'y a aucune avance de frais. Il leur suffit de revenir la semaine suivante et de trouver une excuse acceptable. Ils invoquent souvent les mêmes raisons fallacieuses : « j'ai eu un souci de santé », ou « j'ai eu un problème familial », ou encore « un de mes proches a eu un accident grave ». Avec ce type d'arguments, ils tomberont toujours sur une bonne âme pour leur donner satisfaction et refaire les démarches. Rares sont ceux qui ont l'honnêteté de dire simplement la vérité : « je n'étais pas vraiment décidé », ou bien « j'ai changé d'avis ». S'ils se sentent obligés de mentir, c'est bien qu'ils ne sont pas tout à fait au clair avec leur conscience. Au fond d'eux, ils savent qu'ils abusent.

Dans un autre registre, il y a les patients qui annulent un rendez-vous après avoir trouvé mieux ailleurs. Sans le moindre complexe, ils font jouer ouvertement la concurrence comme s'ils achetaient une voiture ou souscrivaient un abonnement téléphonique. Récemment, j'ai pris en charge un patient pour un cancer de la prostate. Il est venu me voir plusieurs fois et m'a posé beaucoup de questions. Il n'a jamais manifesté l'envie de prendre un autre avis. Au terme de nos échanges, il semblait vraiment satisfait d'avoir reçu autant d'écoute, et convaincu par l'intervention que je lui proposais. Après avoir énormément sollicité ma secrétaire pour les démarches administratives, quand tout était enfin bouclé, il m'adresse le mail suivant (seules les initiales des noms ont été conservées) : « Monsieur le professeur, Monsieur l'anesthésiste, après consultation du professeur C. de l'Institut mutualiste de Montsouris, qui préconise la cryothérapie, du professeur T. de l'hôpital Pompidou qui préconise la curiethérapie, et compte tenu des séquelles importantes résultant de l'ablation du rectum que j'ai subie à Cochin, je ne souhaite en arriver à cette solution la plus radicale et la plus lourde de conséquences qu'en dernier ressort. Je vais donc débuter rapidement par une cryothérapie, technique la moins violente, et en cas d'échec j'en viendrai à la curiethérapie, dont j'ai noté qu'elle comporte aussi un risque de fistule selon le professeur P. Je vous serais donc reconnaissant de bien vouloir accepter cette annulation, sans que cela exclue de revenir vers vous en cas d'échec des deux autres thérapies. Avec toutes mes excuses et ma haute considération. » Moins de deux semaines avant la date fixée, ce monsieur m'apprend donc simultanément qu'il a consulté sans m'en avertir au moins deux autres praticiens aux recommandations différentes, qu'il annule l'intervention organisée à grand-peine dans notre service, et qu'il souhaite néanmoins me garder à sa disposition en cas d'échec des autres traitements ! Je n'ai sans doute pas été le seul surpris, car tous les confrères cités dans son texte étaient en copie du message.

Tout cela serait gérable si l'hôpital n'enfonçait pas lui-même le clou. Car chaque établissement est aujourd'hui doté d'une cellule administrative dédiée aux « droits des patients ». Comme s'ils n'en avaient pas assez, voilà qu'on leur en rajoute ! Ils ont désormais la possibilité, par mail ou par courrier, de demander leur dossier médical ou d'adresser une réclamation. Toutes les demandes sont centralisées par quelques agents administratifs, qui en vérifient la conformité puis les font retomber sur les chefs de service concernés. La procédure fixe un délai maximal de huit jours. À peine plus d'une semaine pour exhumer le dossier des archives, le mettre en ordre, le photocopier et l'adresser au demandeur. Pour chaque usager qui se plaint, et quel qu'en soit le motif, le chef de service doit se fendre d'une réponse. Libre au requérant de solliciter ensuite une conciliation ou d'entamer une procédure. La simplicité de la démarche a évidemment ouvert une boîte de Pandore. Untel va s'offusquer d'avoir attendu trop longtemps en consultation, un autre d'avoir mal dormi à cause de l'agitation d'un voisin, un troisième de ne pas avoir eu de taxi conventionné en sortant... Bien entendu, certains vont réinventer l'histoire à leur propre sauce. L'exemple de l'une de mes patientes me vient à l'esprit. Au quatrième jour de son opération, qui s'était bien passée, son infirmière en hospitalisation me fait appeler de toute urgence alors que je suis en pleine consultation. Je prends congé de mon interlocuteur et monte aussitôt au troisième étage. L'infirmière semble assez choquée, fait inhabituel chez elle qui travaille dans le service depuis plus de vingt ans. Elle m'explique alors que la patiente gémit, refuse les soins, et l'a traitée de « sadique ». Interloqué, j'entre dans la chambre et je tombe sur l'opérée, assise sur son lit, qui dans une grande confusion me déverse un flot de griefs. Je comprends qu'elle reproche à l'équipe de sous-estimer sa douleur et de ne pas lui avoir prescrit des antibiotiques. J'essaie sans succès de la calmer. Elle me fait alors part de son désir d'arrêter les soins et de quitter sur-le-champ le service, qui n'est pas suffisamment bien pour elle. Considérant que son hospitalisation touche à son terme et qu'elle n'est pas en danger immédiat, je valide sa demande à une condition claire : on retire la perfusion et la sonde urinaire, puis elle quitte définitivement l'établissement. Marché conclu. Je laisse quelques consignes à l'équipe, puis reprends rapidement ma consultation que vient perturber un peu plus tard son mari. J'explique à ce dernier la situation en toute transparence, insistant sur le fait que c'est son épouse qui a émis le souhait de nous quitter et non l'inverse. Une semaine plus tard, la patiente écrit un long courrier à la direction hospitalière et à l'ARS, se plaignant de l'agressivité de l'infirmière, de mon refus d'assurer la suite de la prise en charge, et de ma « désinvolture » face à la « douleur physique et la souffrance psychologique qu'elle occasionne » ! Ce type de réclamation ne sert souvent que d'exutoire aux patients et reste dans la majorité des cas sans lendemain. Cependant, mises bout à bout, toutes ces procédures empiètent sur le temps de travail effectif. Pire, elles ternissent la confiance nécessaire entre soignants et soignés. Sans compter qu'elles coûtent à l'hôpital trois ou quatre fonctionnaires à temps plein.

Ce descriptif sévère mais réaliste ne doit pas faire oublier les patients au comportement irréprochable. Fort heureusement, ils sont encore nombreux et mettent aux équipes soignantes un peu de baume au cœur. Un homme très sympathique, à qui j'ai fait une ablation de la prostate, me restera longtemps en mémoire. Avant l'intervention, je l'avais prévenu qu'il risquait d'avoir une incontinence urinaire pendant quelques mois et de perdre ses érections. « C'est le prix à payer pour éradiquer le cancer », lui avais-je dit. Une formule que j'emploie souvent pour tenter d'atténuer la frustration liée à ces complications. Le jour de sa consultation postopératoire, ce monsieur entre dans mon bureau en affichant un grand sourire, visiblement très satisfait de son sort. J'en déduis que sa continence et ses érections sont indemnes. La question vient rapidement sur la table : « Alors, pas de fuites ? Et pas de problème avec les érections ? ». Sa réponse, pleine de bonne humeur et de gratitude, me laisse pantois : « Si, justement. Et je suis très content, professeur, car c'est exactement ce que vous aviez prédit : j'ai vraiment beaucoup de fuites et plus aucune érection ! ».

Au risque de vexer certains, j'ai remarqué que la situation géographique des patients influence leurs manières. Ceux qui vivent à la campagne, loin de Paris et des grandes villes, sont globalement plus courtois et respectueux. Je serais tenté de l'expliquer par deux raisons. Premièrement, habiter en zone rurale est moins stressant que vivre dans la jungle de la ville. Il en résulte un certain calme, une patience et une civilité que n'ont pas forcément les citadins. Deuxièmement, être dans une zone reculée, où l'accès aux soins est souvent difficile, induit *de facto* une certaine reconnaissance vis-à-vis des médecins qui font alors figure de denrée rare. À ce propos, je ne devrais pas l'écrire mais les patients les plus faciles sont pour moi, et de loin, ceux qui viennent des Antilles. Peut-être parce que ce sont justement nos concitoyens les plus éloignés de la capitale ! Ils ont l'art de simplifier la relation médecin-malade. Tous ceux que je connais, ou presque, ont cette particularité de faire aveuglément confiance aux soignants sans jamais chercher la petite bête. Quant aux patients étrangers, ils sont en général très heureux d'être soignés en France. Ceux qui viennent d'un pays pauvre sont émerveillés par la qualité des soins, très au-dessus de leurs standards. Ceux qui viennent d'un pays riche le sont tout autant, mais pour une autre raison : les soins sont beaucoup moins coûteux chez nous que chez eux. Il y a quelques années, nous avons hospitalisé un touriste australien de passage à Paris qui avait fait une rétention d'urine. Quand nous lui avons proposé une intervention prostatique pour le débarrasser de sa sonde urinaire, s'est immédiatement posée la question financière. N'ayant pas de couverture médicale, il devait payer de sa poche. Je lui annonce alors un coût approximatif de 5 000 euros correspondant à une hospitalisation de deux nuits. Je le sens perturbé, embarrassé, comme si j'avais commis un impair. Puis au bout de quelques secondes, je l'entends murmurer à sa femme en anglais : « C'est tout ? Ce n'est vraiment pas cher. » Certes, ce monsieur avait les moyens. Mais il m'a surtout confié plus tard qu'une intervention de cette nature en Australie nécessitait un délai d'attente conséquent et une facture trois ou quatre fois plus élevée. Malgré des suites imparfaites, il a toujours fait preuve de reconnaissance. Il m'a invité au restaurant à côté de Cochin et m'a proposé à plusieurs reprises de lui rendre visite à Sydney. Combien de patients français seraient-ils encore capables d'autant d'élégance ?

Notre système est l'un des plus généreux au monde, mais il faut bien lui reconnaître ce défaut : il déresponsabilise totalement les malades. Je me demande jusqu'à quel point il n'est pas devenu contre-productif. En théorie, il entend créer de la solidarité. En pratique, il génère de l'égoïsme. Tout le monde s'arc-boute sur ses droits. Seulement une petite frange est encore capable de penser à la collectivité. Le comble, c'est que beaucoup trouvent quand même le moyen de se plaindre ! Ils seraient surpris d'apprendre que, dans la plupart des pays développés, on ne met pas les pieds à l'hôpital sans donner ses coordonnées bancaires, et qu'il est habituel de devoir faire un emprunt pour se faire opérer ou recevoir une chimiothérapie.

Il ne faut cependant pas trop accabler nos concitoyens. D'abord, parce que l'épidémie récente va laisser beaucoup de traumatismes. Ensuite, parce que se prépare depuis quelques années un douloureux retour de manivelle. Pendant que nos responsables politiques faisaient tout pour les cajoler, ils leur plantaient simultanément un poignard dans le dos. D'un côté, nos gouvernants ont durant des décennies abreuvé les Français de mesures démagogiques visant à leur faire croire que la santé était gratuite : création de la Couverture maladie universelle (CMU), mise en place du tiers payant en pharmacie puis chez les médecins, aide au paiement d'une complémentaire santé, et, l'année dernière, instauration d'un reste à charge zéro pour certaines lunettes et prothèses auditives. De l'autre, beaucoup plus discrètement, ils pondaient nombre de mesures destinées à contraindre les médecins : abaissement du numerus clausus, interdiction ou plafonnement des dépassements d'honoraires pour les libéraux, réduction des budgets hospitaliers, fermeture de lits, réglementations dissuasives en tout genre. Ainsi, pendant que l'on donnait d'énormes avantages aux patients, on cassait le nombre et la motivation des médecins. Et l'on détruisait leur outil de travail. À tel point que les Français ont hérité d'un cadeau empoisonné : ils ne paient quasiment rien pour être soignés, mais ne trouvent plus personne pour le faire ! La médecine libérale et les hôpitaux publics sont en souffrance, les déserts médicaux progressent, et beaucoup de retard s'accumule dans certains domaines aussi fondamentaux que la prévention, la santé mentale ou la fin de vie. Les enfants gâtés ont compris qu'ils avaient été dupés.

5

Les parasites, mythe ou réalité ?

L'hôpital est le théâtre d'un nombre considérable de fraudes à la Sécurité sociale. Sans avoir établi de statistiques, je suis quotidiennement le témoin d'abus en tout genre, sur lesquels bon nombre de mes collègues préfèrent d'ailleurs fermer les yeux. Aborder ce sujet peut paraître inconvenant après la crise que nous venons de traverser. Mais il serait à la fois hypocrite et irresponsable de taire une réalité qui pèse sur la collectivité. Trois types d'aides sont concernés : l'ALD (affection de longue durée), la CMU-C (couverture maladie universelle complémentaire), et l'AME (aide médicale d'État).

Environ onze millions de personnes sont inscrites au régime de l'ALD. Elles ont une ou plusieurs pathologies dont la gravité ou la chronicité nécessite un traitement coûteux (cancer, diabète, maladie cardio-vasculaire...). La grande majorité est prise en charge à 100 % avec exonération du ticket modérateur. Tout à fait justifié sur le papier, ce dispositif est largement dévoyé par de nombreux bénéficiaires qui l'utilisent à tort et à travers pour tout souci bénin. C'est ainsi qu'ils font systématiquement passer sur leur ALD la totalité de leurs dépenses de santé : rhumes, maux de tête, infections urinaires... Mais pas uniquement les problèmes ponctuels. S'ils se débrouillent bien, tous les traitements de fond des autres pathologies, normalement remboursés seulement en partie, sont aussi pris en charge. Pour cela, il suffit que le médecin fasse les prescriptions dans la case de l'ordonnance bizone réservée à l'ALD, et le tour est joué. De la même manière, beaucoup de bénéficiaires prennent toujours un taxi conventionné pour aller consulter ou passer un examen, y compris lorsqu'ils sont en pleine forme. Je le vis régulièrement : refuser de faire un bon de transport à ce type de patient, c'est s'exposer à des discussions pénibles. Il essaie d'abord de vous avoir par les sentiments (« j'ai de graves problèmes de santé »), vous rappelle ensuite à vos obligations (« j'y ai droit ») et, en dernier recours, tente de vous faire culpabiliser (« vous n'êtes pas un vrai médecin »). D'autres ne perdent pas leur temps et vont droit au but : « De toute façon, mon généraliste me le fera. » Les patients finissent par oublier qu'il s'agit d'une prescription médicale dont le praticien est seul décisionnaire, et non pas un dû. En théorie, la Sécurité sociale met en place des contrôles pour limiter ces pratiques abusives. Sans en connaître le détail, j'ai tendance à penser qu'ils ne sont ni fréquents ni réellement efficaces. De toute façon, c'est surtout aux médecins de changer sur ce point. Car les patients ont toujours besoin de leur complicité pour gruger. Mes confrères ne peuvent pas d'un côté se plaindre qu'ils sont devenus des larbins, et de l'autre céder systématiquement aux exigences des malades.

Je me souviens d'un coup de fil d'un généraliste installé en province. Je m'occupais de l'un de ses patients, qui venait dans notre service chaque semaine pour des instillations locales de chimiothérapie dans la vessie. Bénéficiant de l'ALD au motif qu'il avait une tumeur, mais parfaitement valide par ailleurs, il m'avait réclamé des attestations pour que l'Assurance maladie prenne en charge tous les trajets entre son domicile et l'hôpital. Devant mon refus catégorique, il s'était tourné vers son médecin traitant. Ce dernier m'appelle, visiblement d'accord avec moi sur le fond mais très embarrassé. Il me pose la question suivante : « Comment avez-vous pu lui dire non ? ». Je lui réponds : « Je lui ai simplement dit qu'il est en état de prendre le train, ou même de conduire. C'est aussi simple que ça ; vous devriez lui dire la même chose. » La confession et la dernière question de mon confrère m'ont beaucoup marqué : « C'est difficile pour moi, car je le connais depuis longtemps. Et puis, je ne voudrais pas avoir d'ennuis s'il se plaint. Accepteriez-vous de m'envoyer un certificat indiquant qu'il n'a pas besoin de faire les trajets en transport médicalisé ? ».

La CMU-C, appelée communément CMU, est un dispositif d'une autre nature, qui ne dépend pas du type de pathologie mais des ressources financières de l'usager. Plus de cinq millions de personnes en bénéficient. Elles ont alors droit à une dispense totale d'avance de frais, et ne peuvent se voir facturer aucun dépassement d'honoraire. Tous les soins qu'elles reçoivent sont pris en charge à 100 %. Autrement dit, ces patients ne paient rien pour leur santé, et ils n'avancent aucun frais. Pour obtenir la CMU, il faut résider en France depuis plus de trois mois, à quelques exceptions près, et avoir des ressources inférieures à un certain plafond (environ 8 950 euros annuels pour une personne seule, 13 400 euros pour un foyer de deux personnes...). J'imagine que beaucoup de patients venant à l'hôpital sont inscrits à la CMU. Mais comme on ne fait payer personne en consultation publique (les patients règlent à la caisse de l'hôpital ou reçoivent une facture à leur domicile), il m'est impossible d'en estimer la proportion. En revanche, dans le cadre de mes consultations libérales il m'arrive régulièrement de recevoir des patients ayant la CMU. J'en suis très troublé : comment une personne censée être financièrement précaire peut-elle sortir 150 euros pour voir un médecin ? Parfois, le patient prévient ma secrétaire au moment de la prise de rendez-vous. Il bénéficie de la CMU mais souhaite me voir en privé. Jugeant que c'est plus adapté à sa situation, elle lui propose alors une consultation en secteur public. Mais le patient insiste. Il tient vraiment à venir en privé et précise qu'il paiera tout de sa poche.

Il n'est évidemment pas question de généraliser. Je ne doute pas un seul instant que la majorité des personnes inscrites à la CMU ont de faibles ressources, et que ce dispositif leur est d'une grande aide. Mais je suis certain que la fraude existe, et que là encore les contrôles sont défaillants. Même s'il ne faut pas se fier aux apparences, on voit beaucoup de patients ayant la CMU très bien vêtus et venir au volant de voitures luxueuses. Croyez-moi, ils ne transpirent pas la misère. Ils ont à l'évidence réussi à déjouer les règles.

Outre ces imposteurs, il est une autre catégorie de bénéficiaires de la CMU qui me dérange tout autant : ceux qui ont tendance à multiplier les avis et examens médicaux puisque tout leur est offert. Comme ce patient que j'ai vu pour une tumeur rénale. Il avait consulté quelques jours auparavant l'un de mes collègues en province, qui lui avait proposé à juste titre une ablation partielle du rein. Désireux de prendre un deuxième avis, le patient vient me voir accompagné de sa famille. Je confirme l'indication, puis le renvoie à mon confrère que je sais être un excellent chirurgien. Mais le patient compte sur moi ; il tient à être opéré le plus tôt possible, à Cochin et nulle part ailleurs. Précisant que l'intervention n'a pas été organisée par le premier urologue, il me conjure de trouver une date proche. Comme son cas est relativement urgent, je m'efforce de le rajouter au programme pourtant plein à craquer. Ma secrétaire prend le relais et organise méticuleusement la consultation d'anesthésie. Quelques jours plus tard, à l'approche de la date fixée, je reçois un coup de téléphone de mon collègue. Il m'annonce que le patient est finalement retourné le voir pour se faire opérer. Bénéficiaire de la CMU, il a multiplié allègrement les consultations. J'apprends aussi qu'en réalité son intervention avait déjà été planifiée la toute première fois. Pour finir, il n'a même pas pris la peine d'annuler son hospitalisation à Cochin. Il ne s'est pas présenté, voilà tout.

Mon avis est que la CMU est un dispositif foncièrement injuste. Il offre à certaines personnes la gratuité totale, quand d'autres, dont la situation financière n'est pas forcément meilleure, sont obligées de payer une partie de leurs soins. Si l'on voulait être cynique, on pourrait même dire que la CMU porte atteinte à l'esprit d'égalité auquel notre pays est pourtant si attaché. Que les personnes défavorisées soient aidées me semble tout à fait justifié. Mais qu'elles obtiennent plus de droits que les autres, jusqu'à en être « avantagées », ne l'est pas. Enfin, il existe une dernière aberration avec ce système et dont on ne parle jamais. Un médecin n'a pas le droit de refuser de soigner un patient bénéficiaire de la CMU, y compris en libéral. Mais il ne peut pas non plus demander de dépassements d'honoraires. Ce qui s'avère particulièrement problématique pour les chirurgiens. Ils sont tenus non seulement d'opérer les patients, mais de le faire aux tarifs dérisoires de la Sécurité sociale ! Avec les charges qu'ils ont, cela revient à les payer de leur poche. Que l'on demande aux médecins hospitaliers de prendre en charge la CMU est logique, puisqu'ils sont rémunérés par les deniers publics. Mais que l'on y oblige aussi ceux du privé est tout simplement sidérant.

Parlons enfin de l'AME. Sans doute une exception française. Je ne crois pas qu'un seul autre pays propose une aide aussi généreuse aux gens en situation irrégulière. Selon les chiffres officiels, elle serait attribuée à plus de 300 000 personnes. Comme la CMU, elle garantit la gratuité des soins et l'absence totale d'avance de frais. Pour en bénéficier, il faut vivre en situation irrégulière sur le sol français depuis plus de trois mois (à l'exception des mineurs, qui n'ont pas à attendre ce délai) et ne disposer que de faibles ressources. Depuis que j'y travaille, le nombre de patients étrangers soignés à l'hôpital grâce à l'AME a constamment augmenté. En tant que médecin et spectateur de la misère humaine, je trouve que c'est tout à l'honneur de notre pays de ne laisser personne sur le carreau. Il serait pour moi inconcevable de refuser de soigner une fracture, un infarctus ou un cancer au motif que le patient n'a pas les moyens nécessaires. Mais sur ce sujet, comme sur les précédents, il faut aussi avoir le courage de pointer les dérives.

Les défenseurs de l'AME mettent souvent en avant ses bienfaits en matière de santé publique. Selon eux, elle permettrait d'empêcher la propagation de certaines maladies infectieuses dans la population générale. Pertinent sur le papier, cet argument me paraît largement tendancieux. Car dans mon expérience, les infections ne représentent qu'une petite partie des maladies prises en charge. Il suffit de côtoyer un service hospitalier pour comprendre que l'AME est utilisée pour toutes les pathologies, de la plus grave à la plus bénigne. Je me permettrai simplement de rapporter ici un exemple parmi beaucoup d'autres. En consultation, je reçois un jour une dame âgée, algérienne, ne parlant pas un mot de français. Elle est accompagnée par une cousine qui réside en région parisienne. Je comprends que la patiente se plaint d'un prolapsus vaginal depuis une vingtaine d'années. Vulgairement appelé « descente d'organes », il s'agit d'une pathologie certes gênante mais parfaitement bénigne. Sa cousine me prie de l'opérer rapidement en raison de l'inconfort occasionné. Surpris, je lui demande pourquoi la patiente a attendu si longtemps. Elle me répond : « Parce qu'elle n'a pas les moyens de se faire opérer chez elle. » Je rétorque que ce sera sans doute plus cher à Paris. « Non, me dit-elle, nous avons demandé l'AME et elle va bientôt l'obtenir. »

Qu'on veuille l'entendre ou non, l'AME est bel et bien une aubaine pour certaines personnes qui viennent en France dans le seul but d'en bénéficier. Et paradoxalement, ce ne sont pas toujours les plus pauvres. J'ai vu des dizaines de patients du continent africain, d'Europe de l'Est ou de Chine, pourtant issus des classes moyennes voire aisées, souvent éduqués, se précipiter chez nous uniquement pour demander l'AME. Et cela, juste après avoir appris dans leur pays qu'ils étaient malades. Quelques-uns ont eu l'honnêteté de me dire qu'ils auraient pu assumer les frais médicaux. Mais ils préféraient une médecine de meilleure qualité… et gratuite. Un autre n'a pas hésité à me raconter qu'il avait pris un visa touristique, puis l'avait laissé expirer pour se trouver en situation irrégulière. On sait aussi que le motif réel de la demande d'AME n'est pas toujours d'ordre médical, car elle permet une réduction de 50 % sur le Pass Navigo !

Je vous prie de comprendre : quand vous êtes face à un patient démuni, atteint d'une maladie grave et qui vous voit avec espoir et reconnaissance, vous êtes heureux de l'aider. Mais quand on vient vous trouver uniquement par calcul, parce que chez vous c'est gratuit, vous êtes beaucoup moins enthousiaste.

Malgré tout, je recommanderai à ceux qui fustigent l'AME de ne pas trop en vouloir aux bénéficiaires. Chacun d'entre nous ferait pareil à leur place, tant il est dans la nature humaine de vouloir profiter des avantages offerts. C'est plutôt à nos responsables politiques qu'il convient d'adresser les critiques. Il faut croire que tous approuvent ce dispositif, puisque aucun, à gauche comme à droite, ne l'a supprimé ou même simplement encadré depuis sa mise en place. La seule et unique vraie retouche a été d'exiger des personnes majeures un forfait annuel de 30 euros pour en bénéficier. Mise en place par la droite en 2011, cette mesure a été abrogée dès l'année suivante par le pouvoir socialiste. En 2019, le président de la République a tenté de mettre le sujet sur la table et affiché sa volonté de lutter contre les abus de l'AME. Après beaucoup d'agitation médiatique et quelques polémiques, on est passé d'un discours de « fermeté » à une proposition bien timide : les usagers devront obtenir, pour certains soins non urgents, une autorisation préalable de la Sécurité sociale !

Finalement, la vraie question serait de savoir ce que représente l'AME dans le volume total de nos dépenses de santé. Voté chaque année à l'Assemblée nationale, le budget dédié à cette aide augmente continuellement et avoisine désormais le milliard d'euros. Certes, cela représente peu en comparaison des 500 milliards alloués à la Sécurité sociale. Mais c'est aussi, à peu de chose près, le montant du déficit cumulé de tous les hôpitaux publics français. En outre, le chiffre officiel d'un milliard est trompeur. Il ne prend pas en compte la masse de personnes qui viennent aux urgences sans aucun papier, non couvertes par l'AME, mais qui sont quand même traitées, parfois hospitalisées, et qui repartent sans jamais payer la facture. Chacun se fera son idée…

Peut-être encore mieux que les médecins hospitaliers, les pharmaciens sont particulièrement bien placés pour savoir comment les patients dans notre pays usent des prestations de l'assurance maladie. Ces professionnels passent leurs journées au contact des usagers à décortiquer leurs ordonnances, et connaissent mieux que quiconque les aides auxquelles ils ont droit. Je me suis donc permis de demander à l'une de mes patientes, pharmacienne à Paris, de m'exposer son avis sur le sujet. Elle n'a pas mâché ses mots : « Depuis la mise en place du tiers payant en pharmacie, les gens ont perdu toute idée de ce que coûtent leurs soins à la Sécurité sociale. Ils arrivent à la pharmacie avec leur ordonnance, leur carte Vitale et leur attestation de mutuelle, et en ressortent avec un sac rempli de médicaments sans avoir payé un centime d'euro. Dès lors que les traitements sont remboursés, les patients exigent le maximum de ce à quoi ils ont droit, sans même se demander si les médicaments sont vraiment nécessaires. En revanche, si un produit de la même ordonnance n'est pas remboursé, ils disent : "C'est scandaleux car j'ai cotisé et je paye ma mutuelle, donc il n'y a aucune raison que cela ne soit pas gratuit." Dans ce cas, ça se finit souvent par : "Non, je ne le prends pas", ou, pour les plus retors, par : "J'en ai encore à la maison", ou bien : "Ce médecin exagère ; il devrait le savoir, il abuse !". Ces mêmes personnes reviennent nous rendre quelques jours, semaines ou mois plus tard des sacs entiers de médicaments non utilisés jamais ouverts, parfois même pas périmés ! Tout ça part à la poubelle, ou plutôt à Cyclamed. Lorsque certains patients n'ont pas pu obtenir de rendez-vous chez le médecin car, bien sûr, "ils ne sont pas suffisamment disponibles", ils nous demandent de les dépanner. Nous l'acceptons pour des raisons déontologiques, afin de ne pas interrompre leur traitement. Nous leur expliquons alors qu'en l'absence de prescription il faut avancer le coût de la boîte. À l'annonce du prix d'un antihypertenseur, d'un hypocholestérolémiant ou d'un anticoagulant, ils s'insurgent en disant que c'est excessivement cher, et refusent finalement de payer. Le plus fou est que, même dans cette situation, il n'y a aucune prise de conscience chez eux de leur chance d'avoir un tel système de santé ! Ils trouveront moyen de se faire prescrire une nouvelle ordonnance, se permettant ainsi d'obtenir le traitement sans sortir un euro de leur poche. Il y a pléthore de prescriptions falsifiées ! Quand arrivent les vacances, les gens vont chez le médecin et en reviennent avec des ordonnances de Malarone contre le paludisme, des antidiarrhéiques, des antalgiques, des antiseptiques… Une vraie trousse de voyage ! Quand nous leur expliquons que la Sécurité sociale ne prend pas en charge les ordonnances pour les vacances, qui couvrent des soins de prévention, nous sommes confrontés à des colères, des scandales, voire des insultes. L'argument récurrent est : "C'est inadmissible, ils préfèrent qu'on tombe malade, mais ça coûterait encore plus cher !" Lorsque la journée a été difficile, il m'arrive de répondre, agacée, que la Sécurité sociale n'a pas vocation à participer au budget vacances des voyageurs. Et là, bonjour l'ambiance ! La mise en place du tiers payant contre générique a été une bonne idée, très difficilement acceptée au début mais qui aujourd'hui ne fonctionne pas trop mal. Si le patient refuse de prendre un générique, il est dans l'obligation de régler dans un premier temps son ordonnance. Grâce à la feuille de soins, il peut se faire rembourser ultérieurement. Cette avance de frais est encore souvent contestée. Certains médecins, trop complaisants, apposent systématiquement la mention "non substituable" devant le nom du produit, juste pour ne pas heurter les patients réfractaires. Pour la même raison, certains pharmaciens n'appliquent pas la règle. Après des explications parfois fastidieuses, la majorité des patients finissent par consentir à prendre un générique. Ceux qui l'acceptent le moins, les plus capricieux, sont les bénéficiaires de la CMU ou de l'AME. Ces patients ont pour habitude d'être soignés gratuitement ; ils n'ont pourtant aucune vision globale du système qui leur dispense cette largesse. Ils retourneront voir le médecin, ou écriront eux-mêmes la mention "non substituable" afin de ne rien payer. Ou alors, ils partiront dans une autre pharmacie. Les moins malins reviendront dans la même, quelques heures plus tard ou le lendemain, histoire de retenter leur chance. En France, les patients sont de grands assistés. Ils ne sont même pas conscients de vivre dans un pays où les médicaments sont très peu chers, où ils bénéficient de remboursements généreux, voire, pour certains, d'une prise en charge totalement gratuite de leur santé. »

6

Les externes et internes, entre ancien et nouveau monde

Il ne faut pas compter sur la jeune génération de médecins pour sauver l'hôpital. Les étudiants en médecine et les jeunes diplômés ne font qu'accompagner la mutation profonde de notre système de santé. Entre deux eaux, ils assistent au déclin du système mandarinal et à l'émergence de la médecine fonctionnarisée. Ayant abordé ce sujet avec nombre d'entre eux, je serais tenté de dire que le nouveau monde leur paraît bien plus attirant que l'ancien.

Les externes d'aujourd'hui doivent être littéralement poussés à l'action. Il faut leur poser des questions, leur montrer certains gestes au lit du patient, leur demander de s'habiller au bloc… Bref, il faut quasiment les tenir par la main, faute de quoi ils ne prendront aucune initiative. Spontanément, ils ne viendront pas au bloc, n'iront pas au contact des malades et n'effectueront aucun acte ou prescription. Il ne s'agit pas que de timidité, mais aussi et surtout d'une forme de passivité, voire d'indifférence. Ceux que nous recevons dans le service, par exemple, nous disent tous que le point fort de leur stage est le programme de cours matinaux. En effet, un médecin de l'équipe réunit les étudiants presque tous les matins pour leur faire un cours d'environ une heure. Cela leur convient parfaitement, et ce pour deux raisons. D'une part, ils y apprennent tous les sujets importants de la spécialité. C'est toujours ça de pris en complément de leur formation à la faculté. D'autre part, ils ont juste à s'asseoir pour écouter, et sont dispensés de lien direct avec les patients. Comme s'ils se contentaient de la théorie et voulaient différer au plus tard possible la mise en application pratique. Ce phénomène est d'ailleurs visible au bloc opératoire. En salle d'opération, il est fréquent que les externes restent debout, à distance du champ opératoire, sans même suivre la procédure en cours. Ils font de la figuration et donnent l'impression de s'ennuyer à mourir. Aux alentours de midi, ils demandent à partir alors que l'intervention n'est pas terminée, pour se rendre à la faculté. Quand on leur demande de s'habiller stérilement pour suivre de plus près le cours de l'opération ou pour en assurer l'instrumentation, on sent bien que ça n'est pas toujours plaisant pour eux. On se demande même si certains ne le vivent pas comme une punition.

De mon temps, cette tendance à préférer la théorie à la pratique existait déjà chez une minorité d'externes. Mais elle s'est considérablement étendue. Elle se voit d'ailleurs aussi chez les élèves infirmières, parfois plus intéressées par la réalisation de tâches administratives que par leurs premiers pansements ou prélèvements sanguins. Je pense que cette évolution est assez inévitable. Dans notre système actuel, l'accent est surtout mis sur l'obtention du concours final. De plus en plus sélectif, il incite à apprendre davantage dans les livres que dans la réalité du quotidien. L'implication dans une équipe, le contact avec les malades, l'esprit d'initiative, l'empathie, la réactivité, la discipline, toutes ces qualités fondamentales ne sont absolument pas valorisées. Seul compte le classement à l'épreuve finale.

L'autre phénomène majeur, totalement mortifère pour l'apprentissage des jeunes, est la tendance à tout ériger en principe de précaution. Les autorités sanitaires ne tolèrent plus le libre arbitre. Tout doit obéir à une norme et rentrer dans une case. Les patients eux-mêmes n'acceptent plus le moindre risque. Ils devraient se plier au jeu du service public universitaire, où par définition de nombreux personnels sont en train d'apprendre leur métier sous la houlette de professionnels plus aguerris. Mais de plus en plus de patients exigent d'être dans les mains du professeur, réticents à l'idée d'être soignés par ses assistants. Alors, imaginez quand c'est par un interne ou un externe ! Au fil des années s'est ainsi produit un glissement des rôles. Le chef de clinique fait aujourd'hui ce que faisait l'interne il y a quarante ans. L'interne fait ce que faisait l'externe. L'externe, tout en bas de l'échelle, ne fait plus grand-chose.

Aux étudiants qui m'accompagnent en consultation, je me plais à poser des questions sur leur perception du métier qu'ils sont en train d'apprendre, et leur vision de la médecine en général. Souvent décomplexées, parfois intelligentes, leurs réponses me montrent la profondeur du fossé qui s'est creusé entre cette génération et la mienne. Aucun ne me parle de « passion » ou de « vocation », ce qui ne veut d'ailleurs pas dire qu'elle a totalement disparu. Le métier leur paraît « intéressant », ou « varié », ou encore « plein de débouchés ». Utilisant un langage technique, presque froid, ces médecins en herbe ne se font pas d'illusions. Ils pensent qu'ils auront moins de libertés que leurs aînés, qu'ils seront assommés de contraintes administratives, que leur activité sera de moins en moins lucrative, qu'ils seront à la botte des patients et qu'il faudra beaucoup se méfier des procès. Mais cette lucidité ne les fait pas reculer. Ils semblent s'accommoder de ce médiocre destin, car ils sont bien décidés à ne pas donner plus que ce qu'ils recevront. Fini le sacrifice de la vie privée ; voici venu le temps du travail à temps partiel et des vacances toute l'année.

Les internes triment encore beaucoup, notamment en chirurgie, mais la réglementation les pousse vers une réduction de leur temps de travail. Deux mesures phare ont été instaurées en moins de dix ans, qui ont commencé à bouleverser leurs conditions d'exercice. La première, déjà appliquée quasiment partout, consiste à ne plus travailler après une nuit de garde. C'est le fameux « repos de sécurité ». Moi qui ai connu les longs week-ends sans dormir une minute, je conserve un avis mitigé sur cette nouvelle règle. J'aurais préféré qu'elle ne s'applique qu'aux seniors, pas aux internes. Car à leur âge on encaisse relativement facilement une nuit blanche. Outre les difficultés de fonctionnement que le repos de sécurité induit dans les services peu dotés en jeunes médecins, ce dispositif leur insuffle surtout l'idée qu'ils n'appartiennent plus corps et âme à l'hôpital. C'était autrefois le contrat qui liait tout interne à l'institution. En échange d'une formation solide, il devait payer de sa personne et sacrifier sa vie privée pour les besoins de la collectivité. C'est désormais beaucoup moins le cas.

La seconde mesure date de six ans. Elle limite le temps de travail hebdomadaire des internes à quarante-huit heures par semaine. Cette nouvelle réglementation, inspirée d'une norme européenne, est heureusement encore peu appliquée en chirurgie, car peu… applicable. Dans la majorité des services, il est impossible de faire tourner la boutique avec des internes aussi peu présents. Surtout si l'on prend en compte le repos de sécurité. Autant mon avis est partagé sur la mesure précédente, autant celle-ci me révulse. Elle est très représentative de l'étatisation de notre système de santé, et constitue un pas majeur vers la banalisation de la profession. Quand on apprend un métier aussi difficile et prenant, la moindre des choses est d'y consacrer plus de quatre jours par semaine. Fixer une limite maximale est à la fois une infantilisation de nos futurs praticiens et une entorse très préjudiciable à leur formation. Car si cette règle est vraiment appliquée, ils vont perdre au moins un cinquième de leur temps d'apprentissage. Je ne me fais aucune illusion, malgré cet inconvénient majeur, le combat est perdu d'avance : les internes finiront par s'y conformer, et même par y trouver leur compte. Ils se mueront sans le savoir en super-étudiants. On m'a d'ailleurs rapporté qu'un syndicat d'internes en médecine avait fortement soutenu la démarche !

La nouvelle génération ne voudra plus s'impliquer autant

que la nôtre. Dans certains services de médecine, les internes commencent à demander sans complexe que soit respectée la limite des quarante-huit heures. Par chance, aucun de ceux ayant effectué leur stage chez nous n'a osé émettre une telle revendication. Il faut dire que nous avons peu de postes et qu'une telle organisation serait particulièrement difficile à mettre en place. Cela étant, pour la première fois un de nos internes a récemment abordé le sujet avec moi. Il m'a expliqué que, s'il ne souhaitait pas réduire son temps de travail hebdomadaire à quarante-huit heures, il trouvait en revanche normal que les heures « supplémentaires », c'est-à-dire celles effectuées au-dessus du plafond, lui soient rémunérées par l'hôpital. Il venait donc d'en faire la demande auprès du service administratif concerné, et tenait à me le faire savoir pour que je n'en sois pas surpris !

Voici, pour conclure, le témoignage intéressant d'une interne en gynécologie. Âgée de seulement vingt-six ans, cette jeune femme pourtant sérieuse et talentueuse a déjà le souci de préserver sa qualité de vie. Ses propos illustrent à merveille ce que nous venons de pointer : « C'est vers l'âge de dix ans que j'ai manifesté pour la première fois mon souhait d'être médecin. Généraliste ou pédiatre, puisque c'était à l'époque la seule représentation que je me faisais du métier. Puis c'est pour devenir gynécologue, choix déjà affirmé, que je me suis inscrite en première année de faculté. Bien que j'aie réalisé mon rêve, il m'arrive aujourd'hui de douter, voire de regretter de ne pas avoir désiré autre chose. Il y a d'autres beaux métiers ; j'ai un petit faible pour "wedding planner" par exemple. J'aurais préféré avoir de tels désirs à l'âge de dix ans, car en y pensant plus tôt je me serais sans doute tournée vers cette voie. Sans parler des études, la vie d'un interne en chirurgie constitue un investissement qui prend le pas sur la vie personnelle et en rythme le tempo [...]. La majorité des internes de ma génération refusent de renoncer à un équilibre entre leur temps de travail et leur temps de repos [...]. Je ne pense pas que ce soit spécifique à la médecine. La société dans laquelle nous vivons aujourd'hui privilégie un équilibre de vie, auquel les médecins et chirurgiens doivent souvent renoncer au sein de l'hôpital public. Cette qualité de vie se retrouve plus facilement en exerçant dans un établissement privé. Je n'ai pas honte de dire qu'après plusieurs années d'internat et de clinicat, ce souhait ne comporte aucune trace d'égoïsme. Nous nous battrions probablement davantage pour rester dans le secteur public si celui-ci s'adaptait convenablement à nos exigences. »

7

Les éternels oubliés

Je repense avec nostalgie au temps où le chef de service était secondé par une « surveillante générale ». Cette personnalité de poigne avait pour mission de veiller au bon déroulement des soins, à la formation et à la discipline des infirmières. Laissant au patron les questions médicales, elle s'occupait de tout le reste. Passant la totalité de ses journées dans le service, elle en connaissait tous les malades et toutes les petites histoires. Respectée de tout le monde, parfois crainte mais souvent bienveillante, son pouvoir et son autonomie étaient considérables. Gare aux infirmières, aux patients et même aux jeunes médecins qui contrevenaient à ses instructions ! Véritable bras droit du chef de service, elle était aussi en contact direct avec la direction de l'hôpital. C'est elle qui rendait des comptes sur l'activité, l'organisation et les finances. Il m'est arrivé de voir une surveillante générale s'opposer avec force et efficacité aux consignes de l'administration. Avec le soutien du responsable médical, elle pouvait alors avoir gain de cause.

Rebaptisées dans les années 1990 « cadres supérieures de

santé », elles ont par la suite connu une lente et profonde mutation. Comme tous les proches des médecins, elles ont progressivement été placées sous la tutelle de la direction administrative. Cette dernière s'intéressant davantage aux mesures comptables et aux procédures qu'à la qualité des soins, les cadres ont été forcées, au fil du temps, de se muer en exécutantes de la politique hospitalière. Cette transformation les place aujourd'hui dans une position difficile. Ayant commencé leur carrière comme infirmières, elles ont conservé en grande partie une culture de soignante. Or les voilà sommées d'imposer à leur équipe des règles fixées par la direction, dont elles connaissent parfaitement les effets délétères. D'un côté, elles reçoivent des injonctions inflexibles. De l'autre, elles se heurtent à l'incompréhension de leurs propres troupes.

Les cadres supérieures de santé se font rares. Autrefois dévolues à un seul service, elles sont maintenant mutualisées. La nôtre, par exemple, a aussi la charge du service de gynécologie. La multiplication du nombre d'interlocuteurs et des tâches administratives a eu un impact majeur sur le cœur même du métier. Jadis au contact des patients et de l'équipe, elles en sont inévitablement éloignées. Certaines passent désormais plus de temps en réunion ou devant leur ordinateur que sur le terrain.

Outre les cadres supérieures, il y a les « cadres de proximité » et les « cadres administratives ». Les premières sont chargées, en théorie, d'organiser les soins dans le service. D'une certaine manière, elles doivent pallier l'éloignement de la cadre supérieure, qui n'a plus de temps pour les tâches du quotidien. Alors qu'elles ne devraient s'occuper que des soins, elles-mêmes sont submergées de procédures administratives. Elles doivent en plus gérer les petites polémiques qui rythment la vie d'une communauté. Les secondes sont apparues en même temps que les pôles. Leurs tâches principales sont d'élaborer des statistiques et de faire des rapports à la direction, avec, en toile de fond, souvent les mêmes objectifs : supprimer du personnel, fermer des lits, et rogner sur tous les postes de dépenses. Elles n'existaient pas encore il y a quinze ans, mais elles ont rapidement pris de l'importance. Pour le coup, elles n'ont quasiment aucun contact ni avec les patients ni avec les équipes. Elles ne voient que leurs collègues cadres, quelques responsables médicaux, et bien sûr leur hiérarchie administrative.

Sur le plan humain, on distingue schématiquement deux profils de cadres. Il y a celles qui appliquent scrupuleusement les consignes venant d'en haut. Souvent jeunes, dynamiques, imperméables à la contradiction, elles ont avant tout le souci de l'efficacité. Sans doute plus ambitieuses que la moyenne, elles ont vite compris les rouages et savent qu'elles seront jugées sur des chiffres. Les autres, moins fonceuses, paraissent davantage lucides quant aux dégâts induits par un système aussi absurde et déshumanisé. Elles n'en sont pas moins obligées de s'y plier, et font leur travail aussi bien qu'elles le peuvent en dépit des réserves que leur impose leur conscience. Il leur arrive d'avouer ressentir un certain malaise. Les pauvres se retrouvent entre le marteau et l'enclume. C'est d'ailleurs chez ce profil de cadres que j'ai vu le plus de monde craquer. Ce n'est pas un hasard mais la conséquence logique de leur position très singulière.

Notre ancienne cadre paramédicale de pôle me revient en mémoire. Toujours surmenée, elle ne comptait pas ses heures. Chargée de la répartition du personnel entre tous les services du même pôle, elle était constamment sollicitée. Par le directeur, la direction des ressources humaines, la direction des soins, les chefs de service, les autres cadres et les équipes soignantes. Chaque fois que je m'entretenais avec elle, son téléphone sonnait en moyenne toutes les deux minutes. Elle n'avait que des problèmes à gérer, devait calmer des mécontentements et des crises en tout genre, et ne savait plus où donner de la tête. J'imagine qu'elle recevait des dizaines de mails par jour. Elle-même envoyait les siens le soir après 20 heures, parfois le week-end. Elle s'excusait de ne pas pouvoir aller à une réunion, étant déjà prise par une autre. Elle donnait l'impression de se débattre sans cesse, dans une forme d'agitation vaine. Et pour cause, elle n'avait, selon ses propres termes, « aucun pouvoir ». Elle était confinée dans un rôle kafkaïen, réceptacle de toutes les plaintes mais sans jamais disposer des moyens pour aider ses interlocuteurs. Un jour, j'ai appris par hasard qu'elle était en arrêt de travail pour surmenage. À son retour, quelques semaines plus tard, elle n'avait pas changé d'un iota. Attentionnée, souriante, mais toujours sur le qui-vive et sans arrêt interrompue par la sonnerie de son téléphone. Quand elle a décidé de quitter définitivement cet enfer, elle est passée me voir à l'improviste. Elle a bavardé quelques instants avec ma secrétaire, puis est entrée dans mon bureau pour m'annoncer la nouvelle : elle changeait de métier. Elle était manifestement émue de m'en parler. Je la connaissais peu, mais suffisamment pour savoir qu'elle était une chic femme. Lors de notre première rencontre, quelques années auparavant, j'avais eu quelques mots désagréables à son endroit. Puis, avec le temps, je m'étais aperçu qu'elle n'était qu'un pion parmi les autres, avec la gentillesse en plus. Elle voulait me voir avant de partir, pensant que je pourrais comprendre ce qu'elle ressentait. La formule qu'elle a utilisée était nette et précise : « L'hôpital a perdu tout son sens. »

Les secrétaires aussi jouent un rôle primordial. Elles sont l'interface entre l'extérieur et l'intérieur de l'hôpital. Elles font office tantôt de filtre, tantôt de relais. Sans elles, il ne pourrait pas y avoir de communication entre les malades et les médecins en dehors des quelques minutes que durent les consultations. Il y a vingt ans, on n'avait besoin que d'un seul entretien pour programmer les patients au bloc. On leur exposait vaguement les modalités de l'intervention, la ou les quelques complications principales et la durée d'hospitalisation. C'était largement suffisant. Et encore, j'ai vu certains chirurgiens ne donner aucun détail et se contenter de dire : « Il faut opérer ! » À l'époque, les malades étaient plutôt dociles. Ils posaient peu de questions. Une fois l'intervention organisée, on les revoyait directement en hospitalisation. Puis un mois après leur sortie on les retrouvait en consultation postopératoire. Entre la consultation initiale, leur séjour hospitalier et la visite de contrôle, on entendait parler d'eux seulement en cas de problème grave. C'est très différent aujourd'hui. D'autres échanges viennent systématiquement s'intercaler à chaque étape du parcours. Rares sont les patients qui ne rappellent pas pour demander des explications supplémentaires, faire part de leurs inquiétudes, pinailler sur certains détails pratiques, glaner une attestation, ou tout simplement changer de date.

Les secrétaires médicales ne sont donc plus là uniquement pour faire de la frappe ou ranger les dossiers ; elles sont devenues de véritables assistantes. Elles sont à la fois le défouloir des patients et le bras armé des médecins. En vingt ans, leur charge de travail n'a fait qu'augmenter. La mienne me transmet chaque jour des dizaines de messages téléphoniques et électroniques. Et encore, elle tâche de m'en épargner un grand nombre en répondant elle-même aux questions les plus banales.

L'administration ne peut ou ne veut pas comprendre le rôle capital des secrétaires pour la bonne marche des services. Pour des raisons comptables, elle s'entête à réduire leur nombre comme peau de chagrin alors qu'elles sont de plus en plus sollicitées par les malades. Si bien que chaque professeur doit aujourd'hui partager la sienne avec un ou deux autres praticiens. Pire, la direction fait tout ce qu'elle peut pour les détourner de leur mission essentielle et les convertir aux tâches administratives. Quand il y a quelques années j'ai pris connaissance fortuitement des sujets de l'examen à passer pour devenir secrétaire hospitalière, les bras m'en sont tombés. Les candidates étaient interrogées sur l'organigramme des pôles et la composition d'un CHSCT (comité d'hygiène, de sécurité et des conditions de travail).

J'ai eu beau lire attentivement les questions posées, je n'en ai trouvé aucune, même basique, relative au domaine médical. Toutes concernaient l'organisation de l'hôpital et ses procédures bureaucratiques. Depuis, je comprends mieux pourquoi il ne faut plus parler de « secrétaires médicales ». Ce terme n'est plus approprié ; les pauvres sont devenues des « agents médico-administratifs » !

Il m'est arrivé d'être brutalement privé de ma secrétaire habituelle. J'ai alors dû faire des pieds et des mains auprès de la direction des ressources humaines de l'hôpital, qui ne semblait pas très pressée d'en mettre une autre à ma disposition. Finalement, après quelques accrochages avec l'administration, une jeune femme a été dépêchée dans le service pour assurer la relève jusqu'à nouvel ordre. Elle avait visiblement déjà été mobilisée dans plusieurs services du pôle, pour des périodes assez courtes. J'ai été amené à travailler avec elle seulement quelques semaines, durant lesquelles je n'ai jamais rien eu à lui reprocher sur le plan professionnel. Notre collaboration s'est globalement bien passée. En revanche, je lui ai toujours trouvé une étrange particularité : elle semblait indifférente à ses collègues, à moi-même, et au service en général. On aurait pu penser que ce détachement était pour elle un moyen de surmonter une éventuelle timidité. Après tout, elle se trouvait dans la situation inconfortable d'une remplaçante, appelée à la rescousse d'un chef de service mécontent d'avoir à changer son organisation. Mais il y avait plus que ça. Je l'ai compris juste avant son départ. Un vendredi, j'appris brutalement que ma secrétaire allait revenir le lundi suivant. J'en reçus la garantie de plusieurs personnes, dont la cadre paramédicale de pôle. Naturellement, je fis tout de suite part de cette information à la jeune intérimaire, ajoutant qu'il n'était pas utile pour elle de revenir la semaine suivante. Je la remerciai également pour le travail accompli. Mais à ma grande surprise, elle ne voulait pas me croire. Elle me dit qu'elle n'avait pour l'instant reçu aucune consigne, ni de la direction des ressources humaines, ni de sa cadre. Tout en essayant de rester diplomate, je fus contraint de clarifier la situation. Je lui répétai que j'avais moi-même parlé avec l'encadrement et que tout était arrangé. J'ajoutai qu'elle serait certainement bientôt contactée par sa hiérarchie puis affectée à un autre poste. En attendant, il n'était donc pas utile qu'elle revienne en urologie. Sa réponse me stupéfia : « Ce n'est pas à vous de décider ce que je dois faire. J'obéis uniquement aux consignes de ma cadre. » Je saisis alors à quel point les jeunes secrétaires sont aujourd'hui embrigadées. Elles sont passées de l'« autre côté » et n'ont plus même de comptes à rendre aux médecins avec qui elles travaillent.

L'utilisation croissante des outils informatiques (prise de rendez-vous en ligne, dictée vocale, logiciel de programmation au bloc…) est une grande source d'espoir pour l'administration. Elle compte s'en servir pour dématérialiser le secrétariat et retirer aux médecins leurs précieuses assistantes. Dans son esprit, l'informatisation des services réglera une grande partie de la gestion du quotidien et pourra se substituer à l'intervention humaine. La direction proposera sans doute de garder une seule secrétaire par service, mutualisée à toute l'équipe médicale, pour faire exclusivement la paperasse dont elle-même a besoin. Certains praticiens auront beau se plaindre et alerter sur la perte du contact avec les malades, leur combat sera perdu d'avance. On leur suggérera de donner leur adresse mail, ou mieux encore leur numéro de téléphone portable à tous les patients. Ils pourront ainsi assurer leur propre secrétariat. Cela étant dit, les secrétaires médicales n'ont pas tellement de souci à se faire. Quand elles seront exclues des services de soins, on leur proposera de nouveaux postes. Reconverties en « assistantes administratives », elles n'auront pas à changer d'hôpital mais seulement de locaux. Du côté de l'administration, il y a fort à parier qu'on leur trouvera du travail.

Enfin, vous trouvez à l'hôpital une multitude d'autres personnes dont on ne parle jamais. Il y a les agents des services techniques (informatique, plomberie, serrurerie...), les logisticiens, les agents de sécurité, les brancardiers et les agents d'entretien. Et j'en oublie probablement. Ces gens travaillent dans l'ombre mais apportent une contribution non négligeable au système. Je n'ai que très peu de contacts avec eux ; ils se fréquentent surtout entre collègues et se mélangent peu aux autres. Il n'est évidemment pas question de caricaturer, mais j'ai noté chez certains quelques caractéristiques suffisamment singulières pour les rapporter ici.

À Cochin, les agents de sécurité sont en majorité des hommes d'origine africaine. Ils sont très éloignés du cliché de la grande baraque au regard menaçant. Plutôt de petite taille, discrets et aimables, ils sont postés aux différentes entrées de l'hôpital et du parking. Ils ont surtout deux missions : veiller à ce que personne ne rentre avec une arme et vérifier que les véhicules pénétrant dans l'enceinte de l'hôpital en ont l'autorisation. Ils peuvent également être appelés dans les services pour d'autres tâches plus ponctuelles, comme neutraliser un patient ou un accompagnant agressif, ou déloger un sans domicile fixe qui aurait pris ses quartiers. En pratique, ils passent une bonne partie de leur temps à se faire houspiller. Quand ils font ouvrir aux arrivants leur sac pour en inspecter l'intérieur, même le temps d'un simple coup d'œil, ils sont régulièrement la cible de protestations. Les gens acceptent facilement les contrôles de sécurité à l'entrée d'un monument touristique ou d'un grand magasin, mais beaucoup moins à celle d'un hôpital. Quand je passe au point de sécurité, j'entends toujours quelqu'un râler : « Pas besoin de fouiller mon sac, je viens juste apporter les affaires d'un malade », ou : « Je suis déjà venu hier, vous n'allez quand même pas me contrôler tous les jours ! », ou encore : « Est-ce que j'ai l'air d'un terroriste ? » Les malheureux agents de sécurité sont obligés de se justifier… et finissent souvent par capituler. J'ai même vu certains récalcitrants refuser le contrôle et passer en force ; personne ne les a interpellés. De toute façon, il faut bien reconnaître que cette procédure est de la pure comédie. Dans la partie de l'hôpital où je travaille, il y a deux entrées. La principale donne sur le boulevard Port-Royal ; elle est continuellement surveillée mais avec les limites dont on vient de parler. La seconde donne sur une rue perpendiculaire. Il y a là une grille métallique commandée par un code. La plupart du temps, la grille reste ouverte et le code désactivé. Les rares fois où la grille est fermée, il suffit de taper le code que tous les usagers se refilent et qui n'a pas changé depuis des années. À cette entrée-là, il n'y a aucun contrôle. On rentre donc à l'hôpital comme dans un moulin.

Il m'est arrivé une fois de faire appel à un agent de sécurité pour chasser un patient particulièrement odieux. Cet homme avait eu la veille, en chirurgie ambulatoire, une intervention rapide et sans danger. Les suites avaient été parfaites, mais il avait refusé de rentrer à son domicile le jour même sous prétexte qu'il était fatigué. Il avait donc été transféré dans notre service pour y passer la nuit. Le lendemain après-midi, alors qu'il n'avait plus rien à y faire depuis bien longtemps, le patient refusait toujours de sortir. Il exigeait d'avoir des examens de contrôle et des médicaments supplémentaires. Il clamait que c'était son droit car il avait la CMU. Or, le service étant plein à craquer, nous avions absolument besoin de son lit pour accueillir un futur opéré. Lui n'en avait cure et continuait à faire obstruction ; il disait que nous n'avions qu'à annuler l'hospitalisation de l'autre pour prolonger la sienne. Il avait déjà insulté quelques infirmières et commençait à hausser le ton avec moi. Voyant qu'il ne céderait pas, j'ai fini par appeler un agent de sécurité, qui est arrivé sans délai. Ma requête était simple : virer le patient par tous les moyens possibles pour récupérer sa place. L'agent est parti aussitôt vers la chambre. Je n'ai pas assisté à la scène, mais elle m'a été racontée par une infirmière qui en a été témoin. Gentiment, l'agent de sécurité a prié le récalcitrant de quitter le service, en insistant sur le fait que c'était une consigne médicale. Refus catégorique du patient. Avec beaucoup de patience et de respect, l'agent a tenté de parlementer, précisant bien que ce n'était pas contre lui mais pour la bonne marche du service. Nouveau refus de son interlocuteur. Finalement, l'agent s'est mis en quête d'un compromis. Il a habilement demandé : « Que voudriez-vous en échange de votre départ ? ». Le patient voulait un bon de taxi conventionné. L'objet de la négociation est alors remonté jusqu'à moi. Que fallait-il faire ? Rester droit dans ses bottes en refusant cette dépense injustifiée, ou céder au caprice de l'abominable personnage et s'en débarrasser ? Je ne suis pas fier de l'écrire, mais j'ai choisi la solution de facilité. Voilà comment un agent de sécurité, sans jamais user de la force, a évité qu'une petite crise ne dégénère en pugilat, et que l'opération d'un malade parfaitement innocent ne soit annulée.

Les brancardiers aussi forment une entité à part. Il n'est pas inutile de leur consacrer quelques lignes, tant ils jouent un rôle déterminant. Ils transportent les patients d'un endroit à l'autre de l'hôpital quand ceux-ci doivent changer de service, faire un examen radiologique, consulter dans une autre spécialité ou passer au bloc. On trouve parmi les brancardiers beaucoup plus de diversité que parmi les agents de sécurité. Il y a une bonne proportion de femmes, toutes les couleurs de peau, et des comportements très variables allant de la douceur bienveillante à la brutalité détestable. On m'a rapporté qu'ils étaient davantage syndiqués que les autres corps de métier. Sans en connaître la raison exacte, je constate que le brancardage est l'étape la plus bloquante dans le parcours des patients, et d'une manière générale dans la fluidité des soins. Combien de fois le brancardier se fait attendre ! Combien de fois il faut le rappeler ! Combien de fois il demeure injoignable ! Et, au bout du compte, combien d'examens et de passages au bloc sont différés faute de transport disponible ! J'ai toujours pensé que cette défaillance résultait à la fois d'une mauvaise organisation de ce service et du manque de sérieux de certains brancardiers. Un jour, j'ai fait part de mon incompréhension à un responsable administratif. Il m'a expliqué que la direction centrale de l'AP-HP, parfaitement consciente du problème, avait envisagé de doter les brancardiers d'un bracelet électronique afin de tracer leurs déplacements. Elle avait renoncé devant la bronca et les menaces de grève.

Si l'on a tant de mal à joindre les brancardiers, on n'a en revanche aucune difficulté à trouver des brancards. Car ces derniers sont régulièrement abandonnés dans les couloirs. Une fois le patient ramené dans sa chambre, le brancardier est théoriquement tenu de rapporter le brancard à son point d'origine. Mais parfois, il juge plus commode de le laisser sur place. Libéré de cet objet lourd et encombrant, il peut ensuite repartir en toute discrétion et vaquer à d'autres occupations. Au cas où vous vous seriez posé la question, cette pratique très répandue explique pourquoi les couloirs d'un hôpital regorgent souvent de brancards inutilisés. Cela étant, cette profusion de lits à roulettes au plus près des services n'est pas totalement inutile. Quand elle a du mal à joindre un brancardier, l'équipe médicale ou paramédicale dispose toujours d'un brancard. C'est mieux que rien. En cas d'urgence, elle a au moins la possibilité de transporter elle-même le patient ! Et c'est ce qui finit souvent par arriver. Au bout du compte, les brancardiers sont peut-être les plus malins de tous : en se délestant d'une partie de leur besogne, ils permettent aux autres de faire le travail à leur place. Ils sont doublement gagnants.

Les membres du personnel qui m'intriguent le plus sont les agents d'entretien. En grande majorité des femmes, quasi exclusivement d'origine africaine (Mali, Côte d'Ivoire, Sierra Leone, Maghreb...), elles portent l'uniforme d'une grande société privée de nettoyage. On les croise tôt le matin. Avant que ne démarre vraiment la journée, elles nettoient les couloirs, les box de consultation et les bureaux. Elles ont des passes qui leur permettent d'ouvrir toutes les portes. Jamais loquaces mais toujours gentilles, elles respirent la timidité et la précarité sociale. Rares sont celles qui parlent correctement français, à tel point qu'on peut s'interroger sur la régularité de leur situation. Elles auraient sans doute plein de choses à raconter mais deviennent fuyantes si l'on tente d'engager une discussion.

Certainement mal payées et jamais valorisées, elles exécutent leur travail comme des automates, sans entrain, parfois en parlant dans leur téléphone portable. Loin de moi l'idée de les critiquer, mais il faut avouer que le ménage laisse parfois à désirer. Par manque soit de temps, soit de motivation, elles passent rapidement un coup de serpillière au sol, au milieu de la pièce, sans vraiment s'occuper des bords et encore moins des recoins. Les chaises ne sont pas toujours déplacées. C'est un peu la même chose pour la poussière sur le bureau. Il est fréquent que seule la surface centrale soit nettoyée, en restant à une bonne distance de l'ordinateur, des documents et de tous les autres objets présents. Il est impossible de leur en vouloir. Ces personnes de l'ombre n'ont ni un métier attractif ni la reconnaissance des personnes pour qui elles travaillent. Contrairement aux employées à domicile, elles ne tissent aucun lien direct avec l'occupant des lieux. Elles en connaissent peut-être le nom qui est inscrit sur la porte, parfois le visage. Mais ça s'arrête là, car elles sont justement tenues de finir avant que lui ne commence sa journée. Pour satisfaire ma curiosité, j'ai un jour demandé à l'une d'elles, une femme d'une cinquantaine d'années régulièrement affectée chez nous, son impression quand elle pénètre dans les bureaux médicaux. Sur la défensive, elle a hésité à répondre. Elle m'a d'abord parlé des grandes différences qui existent d'un bureau à l'autre, en termes d'espace, d'ameublement, de décoration aux murs, de désordre... Mais je voulais qu'elle m'en dise davantage. Que ressent-elle en pénétrant dans le bureau d'un cadre ou d'un médecin ? De la curiosité ? De la gêne ? De la jalousie ? Elle a fini par avouer que de temps en temps elle s'imaginait être dans son propre espace de travail. Mais c'est tout ce qu'elle a dit, elle n'est pas allée plus loin. Je lui ai demandé si elle serait prête, pour les besoins d'un livre, à m'en raconter plus, sous forme d'un témoignage dont personne ne pourrait deviner la source. L'idée a semblé lui plaire. Elle a promis de le faire. Au cours des semaines suivantes, chaque fois que je l'ai croisée, je lui ai demandé si elle avait commencé à écrire. Au début, la réponse était : « Je vais le faire. » Puis, un peu plus tard, elle répondait : « Pas encore. » Au bout de deux ou trois semaines, elle m'a dit : « Je n'ai pas eu le temps. » J'ai alors compris qu'elle ne le ferait jamais et me suis résolu à la laisser tranquille.

À l'instar de toutes les grandes institutions, l'hôpital public a toujours fonctionné avec une multitude d'employés anonymes. Peu qualifiés, de condition modeste, parfois culturellement et socialement coupés des autres, ils n'en sont pas moins des membres légitimes de la communauté. Ils participent comme ils peuvent à l'équilibre du système. Certains le font médiocrement, d'autres remarquablement bien. Pourtant nombreux, on ne parle jamais d'eux. Pas plus à l'hôpital que sur les plateaux télévisés. Et guère plus en temps de catastrophe qu'à l'ordinaire.

8

Les boulets, sans honte et sans reproche

L'hôpital abrite aussi un certain nombre de boulets. On en voit dans tous les corps de métier et tous les services. Ils passent leur temps à râler, rechignent à travailler, et propagent autour d'eux une ambiance détestable. Tout le monde les connaît. Il faut dire qu'ils sont facilement repérables. Les boulets ne sont pas discrets ; au contraire, ils sont souvent extravertis et volontiers intrusifs. Minoritaires au sein des équipes mais particulièrement actifs, ils sont capables à eux seuls de faire régner la terreur.

Quand vous croisez un boulet à l'hôpital, la politesse vous oblige à lui dire bonjour et lui demander comment il va. Sa réponse dépend du jour de la semaine. Le lundi, il vous répond habituellement d'un air dépité : « Comme un lundi. » Les jours suivants, sa réponse n'est guère plus réjouissante : « Ma foi, il faut bien tenir, on n'a pas le choix. » C'est en fin de semaine qu'avec un peu de chance vous aurez droit à plus d'entrain : « Plus qu'une journée à tirer. » Les boulets se plaignent tout le temps de leur travail. Les plus revendicatifs protestent haut et fort, si possible quand il y a beaucoup de monde pour les entendre. On leur impose trop d'heures. Ils ont des pauses trop courtes, ne mangent pas à l'heure, ne choisissent jamais leurs jours de repos… Ils disent souvent : « Il y en a marre d'être exploité, si ça continue je m'en vais. » Mais hélas, ils ne s'en vont jamais. Ils prennent souvent leurs collègues à partie, pensant trouver en eux des interlocuteurs compréhensifs et compatissants. Comme personne n'ose les contredire, ils ont l'impression de rallier beaucoup de monde à leur cause. Si par extraordinaire vous manifestez un avis contraire au leur, ils sont piqués au vif et vous placent définitivement dans le camp des oppresseurs.

Les boulets existent dans tous les milieux, mais l'hôpital public est un endroit parfaitement adapté à leur profil car ils n'encourent aucun risque d'être virés. Ils peuvent critiquer en toute impunité le système dont ils jouissent à longueur de journée. Ils connaissent bien leurs droits et la limite à ne pas dépasser. Beaucoup font partie d'un syndicat, soit par conviction, soit par intérêt. Ils n'hésitent pas à menacer d'y faire appel s'ils considèrent qu'on leur demande une tâche trop dure ou non conforme à leur fiche de poste.

S'ils sont qualifiés de boulets, ce n'est pas uniquement pour leur tempérament grincheux. C'est aussi et surtout parce qu'ils peuvent réellement torpiller l'organisation d'un service. Car les boulets ont une autre caractéristique : ils se mettent fréquemment en arrêt de travail. Chaque événement indésirable leur sert de prétexte pour prendre un peu de repos. Un mal de dos, une fatigue inhabituelle, un enfant qui a de la fièvre, parfois une simple contrariété, tout est bon à prendre. Certains arrivent à se faire détester de leurs collègues, qui sont bien obligés de trimer pour pallier leurs absences. Mais ils ne le savent pas, ou plutôt ne veulent pas le savoir. Car, contrairement à ce qu'ils prétendent, la collectivité n'est pas leur problème. Ainsi, nombreux sont les services hospitaliers qui doivent fonctionner en permanence avec un ou deux agents en moins. Et pour cause, certains boulets, toujours les mêmes, sont arrêtés depuis trois mois, parfois six, quand ce n'est pas un an ou deux ! Leur seule contrainte est de penser à renvoyer à temps la prolongation de leur arrêt de travail. Ils n'ont aucun souci à se faire. Premièrement, parce que dans la fonction publique il n'y a pas de contrôles. Personne n'ira vérifier si l'arrêt est justifié. Deuxièmement, parce que leur poste est gelé : il ne peut pas être attribué à quelqu'un d'autre. Quand ils se sont bien reposés, ils peuvent tranquillement reprendre leur place. L'année dernière, nous avons reçu la visite surprise d'un aide-soignant du bloc, en arrêt de travail depuis de nombreux mois. Il venait saluer ses collègues et échanger quelques mots amicaux avec eux. Il était bronzé et avait l'air en pleine forme. J'ignore si c'était une plaisanterie, mais il a raconté qu'il avait profité de son arrêt maladie pour se payer un voyage en Thaïlande.

Un boulet peut devenir un véritable casse-tête pour son entourage, qui doit faire preuve d'imagination et de ruses pour ne pas le braquer. Avec le temps, il obtient souvent des avantages de sa hiérarchie, qui préfère acheter la paix plutôt que risquer l'affrontement. La seule façon de s'en débarrasser est de lui trouver un point de chute, à condition qu'il veuille bien l'accepter. Mais ce n'est pas facile de le convaincre, car le boulet a généralement pris ses aises et n'a aucun intérêt à changer de place. Avec beaucoup d'habileté, on peut quand même y arriver. Dans le service, nous avons pu venir à bout de l'un des rares boulets qui avaient réussi à menacer l'équilibre du groupe. Souriant, de contact plutôt agréable, cet homme d'une quarantaine d'années passait son temps à ne rien faire. Il trouvait cependant qu'il travaillait beaucoup, mais là n'était pas son pire défaut. Très à l'aise en apparence, il tutoyait tout le monde, de l'aide-soignante au chef de service. Cette façade altruiste masquait une forte propension à faire des histoires et à dénigrer certains membres du service, dont notre cadre supérieure. J'ai remarqué que les gens peu efficaces dans leur travail font souvent preuve, pour compenser cette lacune, d'une grande compétence dans d'autres domaines. Lui était particulièrement adroit pour créer des intrigues et monter les gens les uns contre les autres. Quand j'ai appris ses agissements et perçu les remous qu'il provoquait dans l'équipe, j'ai immédiatement alerté la hiérarchie hospitalière. Mon but n'était pas de lui nuire à titre personnel, mais de préserver l'unité du groupe. Tout le monde m'a alors mis en garde : les chances de le faire partir étaient minces. D'abord, il était syndiqué. Ensuite, il avait déjà été ballotté dans plusieurs services et était connu comme le loup blanc dans tout l'hôpital. J'ai senti que son éviction allait être difficile. J'ai alors décidé de tenter un vrai coup de bluff. Un jour, j'ai appelé la cadre de pôle et lui ai lâché sur un ton exagérément martial, au bord de l'explosion : « Je ne veux plus de ce type ; débarrassez-nous de lui sur-le-champ ou il va y avoir un massacre ! » Habituellement, ce genre de menace est au mieux inutile, au pire contre-productive. Ce n'est ni en transgressant le règlement ni en faisant preuve d'autoritarisme que les choses se décantent. Mais cette fois-ci, contre toute attente, il semble que le coup de gueule a produit son effet. Il n'a fallu que quelques mois pour régler le sort du boulet. Il faut dire que j'ai été très bien aidé par quelques complices. Certains agents du service, qui ne pouvaient plus le souffrir, avaient cessé de lui adresser la parole. Il commençait donc à se sentir isolé. Je crois que c'est surtout à cause de ça qu'il est parti. Il est ensuite allé grenouiller dans un autre secteur de l'hôpital. Quand je le croisais dans la cour, il m'adressait toujours un large sourire et un salut cordial.

En dehors des boulets, qui sont des cas extrêmes, on a toujours vu à l'hôpital certaines personnes privilégier leur confort au détriment de l'intérêt général. Il arrive que les patients en pâtissent. Tout récemment, on m'a rapporté une histoire que peu de personnes non initiées sauraient imaginer. Une jeune femme venait d'accoucher de jumeaux dans un contexte particulièrement difficile. À cause d'un placenta percreta, qui traversait la paroi utérine et envahissait la vessie, elle avait perdu plus de sept litres de sang lors de sa césarienne. À tel point qu'une ablation de l'utérus avait été nécessaire pour stopper l'hémorragie. L'équipe d'urologie avait dû monter des sondes dans ses reins qui étaient bloqués et commençaient à s'infecter. Quelques jours plus tard, on découvre qu'elles ne sont plus en bonne position et que l'infection urinaire n'est pas jugulée. Tout le monde convient qu'il faut remettre la patiente au bloc pour replacer correctement les sondes. L'anesthésiste, l'urologue et l'obstétricien se mettent d'accord pour faire l'intervention au bloc Port-Royal, dans le bâtiment de la maternité où est couchée la patiente. L'intervention doit durer cinq minutes. Mais alors que tout est déjà organisé, l'infirmière de bloc refuse soudainement de faire descendre la dame en salle d'opération. Seule contre… trois médecins ! Pour quelle raison ? Parce que la procédure stipule qu'après 17 heures les urgences d'urologie ne sont plus censées être opérées dans ce bâtiment. Il faut garder les blocs disponibles au cas où une urgence obstétricale se présenterait. Les médecins tentent de faire plier l'infirmière réfractaire, en usant de tous les arguments possibles : la patiente est juste à portée de main, elle est éreintée, l'équipe est déjà prête, l'intervention est rapide, il ne s'agit pas d'une urgence urologique mais d'une complication obstétricale… Rien n'y fait, la panseuse se braque et refuse de coopérer. Résultat : la pauvre maman est finalement transférée à l'autre bout de l'hôpital, gémissant dans son fauteuil roulant, vers le bâtiment dédié aux urgences générales. Elle y est opérée avec trois heures de retard. Pendant ce temps-là, la salle d'opération qui avait été préparée pour elle, à une minute de sa chambre, est restée vide.

Ce type d'incident reste rare car le travail en équipe est un garde-fou : un simple intervenant peut difficilement, à lui tout seul, bloquer l'ensemble de la chaîne. Mais le phénomène augmente. Et ceux qui se permettent de tels écarts de conduite ont bien changé : il y a vingt ans, seul un médecin osait se comporter aussi mal. Aujourd'hui, une cadre, une infirmière, un brancardier, n'importe qui en serait capable. La pénurie de personnel a rendu tous ces gens trop précieux ; plus personne n'ose leur voler dans les plumes.

PARTIE III

ET MAINTENANT ?

1

Le triomphe de l'État-providence

À l'époque de l'épidémie de Covid-19 où le nombre de décès progressait chaque jour, la moindre intervention publique du président de la République ou de son Premier ministre faisait l'objet d'une attention toute particulière. Les Français avaient peur. Notre sempiternel « État-providence » a rapidement refait surface, comme ciment de la société et bouclier contre la catastrophe en cours. Entre autres éléments de langage, le « quoi qu'il en coûte » du président aura marqué les esprits.

La Sécurité sociale est l'un des plus grands marqueurs de notre pays, sinon le plus grand. C'est le principal pilier de l'État-providence à la française. Elle comprend cinq branches, dont l'assurance maladie. Contrairement à d'autres, comme les allocations familiales ou les retraites, l'assurance maladie n'a jamais été mise à mal. Non seulement elle a pu résister au temps qui passe, mais elle s'est toujours renforcée. Elle a constamment offert aux usagers de nouvelles prestations sans jamais supprimer les anciennes.

Elle a fini par devenir, disons-le sans détour, un vrai puits sans fond.

Il est utile de rappeler quelques dates historiques. En 1945, la Sécurité sociale est instaurée par ordonnance, selon les modalités souhaitées par le Conseil national de la Résistance. Le système est géré par les partenaires sociaux et financé par des cotisations à la charge des employeurs et des salariés. En 1946, le préambule de la Constitution de la IVe République reconnaît le droit de tous à « la protection de la santé, la sécurité matérielle, le repos et les loisirs ». En 1955, l'assurance maladie est fusionnée avec le régime d'assurance de longue maladie, ancrant le principe d'une exonération du ticket modérateur pour les assurés atteints d'une ALD (affection de longue durée). En 1967, le régime général est séparé en trois branches distinctes, avec une gestion financière indépendante : santé, vieillesse et famille. En 1986, le nombre des ALD est fixé à trente. L'ordonnancier bizone est instauré, séparant les prescriptions remboursées à 100 % des autres, sans rapport avec l'ALD. En 1998, la carte Vitale est mise en place. Elle est délivrée gratuitement à tous les ayants droit français ou résidant en France. En 1999, la loi CMU crée une couverture maladie universelle à la seule condition de résider en France. La CMU-C (complémentaire) garantit la prise en charge des soins aux assurés en situation de précarité, à la fois pour la part prise en charge par la Sécurité sociale et pour la part complémentaire. En 2000, l'AME est mise en place dans sa version actuelle. Elle remplace le dispositif antérieur, l'aide médicale départementale, qui concernait les Français et les étrangers sans couverture de santé et qui était à la charge des départements. Désormais, c'est l'État qui couvre tous les frais de santé des personnes vivant en France en situation irrégulière. En 2016, la protection universelle maladie (PUMa) parachève la logique initiée par la CMU de base, actant la prise en charge des frais de santé de toutes les personnes exerçant une activité professionnelle ou résidant en France de manière régulière. Les salariés et les travailleurs indépendants n'ont plus à justifier d'une activité minimale. Les personnes sans travail bénéficient de la prise en charge au seul titre de leur résidence stable en France. En 2017 est lancé le tiers payant généralisé, permettant aux usagers de ne plus avancer aucun frais de consultation en allant voir un médecin. Ce tiers payant existe déjà en pharmacie depuis vingt ans. En 2019, le projet de loi « Ma santé 2022 » est adopté au Parlement. Il prévoit un « reste à charge zéro » pour certaines lunettes et prothèses auditives, ainsi que pour les soins dentaires de base. La même année, la CMU-C fusionne avec l'aide au paiement d'une complémentaire santé (ACS) pour former la « complémentaire santé solidaire ». L'objectif est de simplifier les démarches d'obtention pour élargir le dispositif à plus de dix millions d'usagers. Pour les bénéficiaires de la CMU-C, le dispositif reste gratuit. Pour les gens éligibles à l'ACS (moins de 1 007 euros de revenus par mois pour un célibataire, 1 813 euros pour un couple avec enfant), une participation financière est demandée : 8 euros par mois jusqu'à 29 ans, 14 euros entre 30 et 49 ans, 21 euros entre 50 et 59 ans, 25 euros entre 60 et 69 ans, et 30 euros à partir de 70 ans. En échange de quoi tous les soins seront couverts. Toujours en 2019, le gouvernement instaure un « congé proche aidant ». Les personnes qui soutiennent un proche âgé, malade ou handicapé, pourront bénéficier d'un congé de trois mois indemnisé plus de 40 euros par jour. Environ quatre millions de salariés seraient concernés par cette nouvelle prestation.

Notre système d'assurance maladie est l'un des plus généreux au monde. Chez nous, même les mutuelles privées font corps avec la puissance publique. Elles sont devenues indissociables de la Sécurité sociale. Par exemple tout employeur du secteur privé a l'obligation de proposer une couverture complémentaire santé à ses salariés. Mais là n'est pas le plus étonnant. Les mutuelles ont obtenu, au terme d'un accord tout à fait inédit, de ne pas avoir à rembourser aux patients plus que le montant du tarif opposable fixé par l'assurance maladie. Une véritable aubaine pour elles, les tarifs n'ayant quasiment pas évolué depuis trente ans ! Ainsi, si un chirurgien libéral demande à un patient 1 000 euros pour une résection endoscopique de prostate (ce qui peut paraître élevé en France, mais dérisoire dans d'autres pays), la Sécurité sociale rembourse environ 300 euros. Alors que la complémentaire pouvait jusqu'à présent couvrir tout le reste selon le type de contrat établi, son remboursement est désormais limité à 300 euros. Le patient a donc un reste à charge de 400 euros. Ce qui le conduit souvent à changer de chirurgien pour un autre dont les honoraires sont plus bas. Le système permet ainsi à la Sécurité sociale de ne pas revaloriser ses tarifs opposables, et aux mutuelles d'économiser beaucoup d'argent. On pourrait d'ailleurs se demander quelles contreparties nos tutelles leur ont réclamées. Quoi qu'il en soit, les seuls perdants dans cette histoire sont les chirurgiens, poussés à réduire leurs rémunérations.

Un de mes patients, français expatrié en Asie, m'a raconté une anecdote amusante. Il était venu me voir en secteur privé et m'avait demandé un devis en prévision d'une intervention chirurgicale. Il souscrivait à grands frais à une assurance internationale. Moyennant des mensualités élevées, il avait droit à une très bonne couverture dans le monde entier. Mais, à sa grande surprise, son assurance rechignait à lui rembourser l'intervention. Après quelques échanges, il a fini par en comprendre la raison : le montant n'était pas conforme aux standards français. L'assurance aurait sans difficulté remboursé le double, le triple ou le quintuple dans certains autres pays, mais ce montant était trop élevé pour la France. Le patient avait donc le choix : soit il était opéré par moi et il n'était pas remboursé, soit il changeait de pays et il pouvait être intégralement remboursé à un tarif beaucoup plus élevé que le mien ! Après quelques protestations, il a finalement obtenu gain de cause.

Depuis des décennies, toutes les réformes de l'assurance maladie ont permis à des dizaines de millions de personnes d'avoir accès à des soins de qualité, et à un moindre coût. La France est le pays de l'OCDE où les dépenses de santé sont le plus couvertes par la collectivité. Le reste à charge pour les ménages serait le plus faible au monde, d'environ 7 %. Faut-il pour autant s'en féliciter béatement, comme le font tant d'observateurs ? Pour moi, la réponse est mitigée. Car à côté de cet avantage considérable, sont progressivement apparus des effets délétères. Je ne me risquerai pas à parler de l'impact de la Sécurité sociale sur les finances publiques, donc sur les impôts. Cet aspect est sans doute complexe à appréhender et dépasse largement mes compétences. En revanche, je suis bien placé pour parler des dégâts psychologiques, voire « culturels » générés dans notre société par l'assurance maladie. L'assistance poussée à outrance, sans aucune contrepartie ni responsabilisation, a induit chez beaucoup de Français le sentiment que la santé était gratuite. Pire, qu'elle était un dû. Cela s'est évidemment fait au détriment du corps médical et des soignants en général, qui ont été largement déconsidérés. Mais les victimes collatérales de l'assistanat ne sont pas seulement les soignants. Ce sont aussi les usagers eux-mêmes. À force d'être servis, ils ne savent plus se prendre en main. Contrairement aux étrangers, beaucoup de patients français passent leur temps à se répandre en complaintes stériles. Sous l'apparence de râleurs, ils ont perdu leur capacité de résistance, et *in fine* leur aptitude à affronter les coups durs. Cette vérité devient criante lorsque l'on compare les Français aux étrangers. Rares sont les patients africains, par exemple, à se laisser abattre dès qu'une complication opératoire survient. Même les Italiens, les Portugais ou les Anglais, dont la culture n'est pourtant pas si éloignée de la nôtre, savent mieux faire face à un événement indésirable. Les Français, eux, plongent immédiatement dans l'angoisse et perdent toute faculté de raisonner.

Pour autant, la Sécurité sociale reste chez nous un totem. L'assurance maladie, en particulier, est absolument intouchable. Il est impossible de la réformer sauf à rajouter de nouvelles prestations. Si l'on continue dans cette direction, d'ici vingt ou trente ans les soins seront tous gratuits. Plus personne ne sera tenu de débourser un euro. Ce qui ne me paraît ni tenable sur le plan financier, ni souhaitable pour l'ensemble du système. La médecine serait tellement fonctionnarisée et tirée vers le bas qu'il n'y aurait plus de soins de qualité. Il y aurait juste une couverture « de base » entièrement accessible à tous. Les meilleurs médecins partiraient à l'étranger, ce qui a d'ailleurs commencé, tout comme les patients aisés.

Pour moi, la situation actuelle relève de la fuite en avant. Quand la Sécurité sociale a vu le jour, les Français passaient une grande partie de leur vie à travailler. Ils mouraient jeunes et les traitements n'étaient pas coûteux. Aujourd'hui, ils passent autant de temps en retraite qu'en activité, développent beaucoup de maladies auxquelles ils survivent et dont les thérapeutiques sont très onéreuses. Il faut arrêter de se voiler la face ; le système n'est plus du tout adapté à l'évolution de la société. Mon idée est qu'il faudrait en changer, tout en garantissant aux citoyens une protection élémentaire. Une possibilité serait de mettre en place un panier de soins pris en charge à 100 % pour les soins considérés comme fondamentaux : cancers, urgences, maladies chroniques, prévention... Le reste serait à la charge soit de l'assuré, soit des complémentaires. En dépit des difficultés qu'un tel dispositif pourrait générer, il aurait d'énormes avantages : responsabilisation des usagers, simplification des procédures, réduction des fraudes, clarification du rôle des mutuelles, économie de frais de gestion…

À l'occasion d'un débat télévisé, un journaliste a demandé à ses quatre invités, dont je faisais partie, comment trouver les marges financières pour mettre à exécution les promesses du gouvernement, à savoir mieux payer les infirmières en grève, rénover les locaux des urgences et créer des hôpitaux de proximité. Deux se sont abstenus de répondre. Un autre s'est contenté de dire : « Il faut investir ; le pays en a les moyens. » Mon tour venant, je suis resté droit dans mes bottes : « Il faut réformer la Sécurité sociale et réfléchir à ne plus rembourser les soins légers. Cela dégagerait des économies significatives qui pourraient être investies dans les structures de santé, la revalorisation des agents hospitaliers et l'innovation. » L'intervenant qui avait répondu avant moi m'a regardé d'un œil noir et m'a coupé sèchement la parole. D'un ton réprobateur, il a tranché : « Là n'est pas la question. Pour soigner les gens, il faut avant tout des médecins et des infirmières. Il faut donc en recruter massivement et augmenter les salaires des personnels. » Voilà sur quelle proposition démagogique s'est terminé le débat, coupant court à toute possibilité de répondre sérieusement à la question posée.

On a bien compris qu'en ces temps difficiles le président de la République a décidé de renforcer l'intervention de l'État dans la sphère sanitaire, économique et sociale. En avril, quitte à faire flamber le déficit public et la dette du pays, il annonçait un plan de relance de 110 milliards d'euros. Vu la gravité de la situation, on ne peut évidemment qu'approuver cette démarche. Mais je me permettrai juste une petite réserve : attention à ne pas rajouter de la protection là où il y en a déjà trop. Exonérer de charges les petites entreprises, oui. Investir dans les structures de santé, oui. Aider à débloquer des budgets pour la recherche médicale, oui. Mais pour les usagers, de grâce arrêtons-nous là. Les gens ne paient quasiment rien pour être soignés ; ne leur offrons pas de nouvelles prestations.

Enfin, puisque j'en ai ici la possibilité, j'aimerais ouvrir une parenthèse sur l'État-providence que tous nos politiques dégainent à tort et à travers. Ce faisant, ils commettent une grave erreur. L'État-providence est une bonne chose en soi, mais uniquement quand il est utilisé à bon escient. Le mettre à toutes les sauces fait plus de mal qu'il n'y paraît. De manière insidieuse, il déconnecte les gens et les éloigne les uns des autres. En se présentant en permanence comme le grand protecteur des Français, l'État entretient l'illusion qu'ils peuvent nouer un lien direct avec le pouvoir en place. C'est pourquoi, quand les choses vont mal, les Français se tournent directement vers leurs dirigeants. Et s'ils se sentent trompés, ils n'hésitent pas à le faire avec véhémence. Quand un commerçant se fait braquer par un délinquant, il interpelle l'État. Quand un agriculteur voit ses champs dévastés par des intempéries, il s'en remet à l'État. Quand un manifestant est blessé par la police, ses proches demandent des comptes à l'État. Quand des enfants contractent une intoxication alimentaire en colonie de vacances, leurs parents exigent des explications de l'État. La verticalisation des rapports humains entre les citoyens et leurs gouvernants se fait au détriment des relations horizontales. On n'a plus besoin des autres, puisque l'État joue tous les rôles. Pourquoi être solidaire de son prochain, si nos tutelles s'occupent de lui ? À quoi bon chercher une solution commune, si elle peut venir d'en haut ? L'indiscipline des Français, leur égoïsme, leur oisiveté, leur jalousie, tous ces défauts dont le monde entier les affuble aujourd'hui ne seraient-ils pas les effets pervers de l'État-providence ?

2

La défaite de l'hôpital-entreprise

Tous ceux qui s'indignaient de voir l'hôpital se transformer en entreprise ne vont pas manquer de faire entendre leur voix. Ils rediront à nos pouvoirs publics que, si l'hôpital est tombé si bas, c'est parce qu'il a été plongé dans l'économie de marché. Ils se serviront du tsunami récent pour rappeler que la santé « n'a pas de prix » et qu'il faut relâcher l'étau budgétaire. Je ne suis pas d'accord avec eux. D'abord, parce que l'hôpital-entreprise est un slogan, pas une réalité. Et quand bien même ça le serait, je n'en serais pas forcément choqué. Après tout, il y a des entreprises parfaitement louables, utiles à la collectivité et soucieuses du bien-être de leurs salariés. Sur ce sujet, il serait intelligent d'avoir une réflexion nuancée. Il est vrai que depuis dix ou vingt ans l'hôpital présente quelques similitudes avec le monde entrepreneurial. On ne peut pas l'ignorer. Le discours comptable, notamment, est relativement nouveau. Rares sont les réunions à l'hôpital qui n'évoquent pas le déficit et la nécessité de faire des économies. C'est d'ailleurs très pénible pour les médecins, car cette obsession des questions budgétaires a tendance à occulter les sujets largement plus intéressants et qui leur tiennent à cœur, comme les projets de recherche clinique ou d'amélioration des soins. Ceux-là sont inévitablement relégués au second plan.

Un autre rapprochement avec l'entreprise est le mode de gouvernance, de plus en plus éloignée du terrain. Pour avoir de nombreux amis dans le secteur privé, je sais qu'elle est assez semblable dans les grandes sociétés. À leur tête, on trouve souvent une poignée de responsables parachutés à des postes lucratifs, qui ne descendent jamais dans l'arène et entretiennent très peu de contacts avec la base. Ils s'en tiennent à des objectifs préétablis, n'ont aucune expérience du terrain, ne s'y intéressent d'ailleurs pas vraiment, et ne visent finalement aucun autre intérêt que leur carrière.

À ce titre, il est amusant de constater qu'il se passe dans les cliniques privées exactement la même chose qu'à l'hôpital public. Plus elles s'agrandissent, plus elles sont fusionnées au sein de grands groupes, et plus leur organisation devient bureaucratique. Les établissements à taille humaine, où régnait un esprit convivial et où chacun pouvait échanger librement avec le directeur, ont vocation à disparaître. Les cliniques sont désormais rachetées par des banques ou des fonds de pension. Les soignants n'y sont plus respectés, pas plus que les soignés. La différence avec l'hôpital ne réside plus que dans le curriculum vitae des dirigeants : en clinique ce sont des financiers, tandis que lui continue à être géré par des hauts fonctionnaires.

Pour le reste, je ne trouve pas que l'hôpital ressemble à une entreprise. Ou, pour être précis, pas à une entreprise ayant le souci de la performance. Une société commerciale qui a l'ambition de réussir met en place des stratégies pour se développer, investir dans les secteurs porteurs et miser sur les bonnes personnes. Ceux qui ont géré l'hôpital ces dernières années, eux, ne pensaient qu'à réduire les coûts. Ils ne regardaient pas plus loin que ça. Et encore, je ne suis pas certain qu'ils s'y prenaient correctement. Ils l'ont fait avec parcimonie, par des économies dérisoires sur le dos des soignants et des patients mais tout en continuant à gaspiller dans d'autres secteurs. Quand on voit le nombre de restructurations inutiles, les changements de caps stratégiques, les procédures vouées à l'échec mais uniquement maintenues pour des raisons politiques, on est en droit de s'interroger sur la volonté réelle d'équilibrer les comptes. À quoi sert-il, par exemple, de rogner sur les plateaux-repas et les couvertures des patients quand on dépense simultanément des millions en programmes informatiques qui ont vocation à durer seulement quelques années ? Si l'hôpital avait vraiment l'esprit d'entreprise, au sens noble du terme, il reviendrait aux sources. Il se focaliserait sur les questions essentielles auxquelles tout patron de société est confronté : Comment plaire aux usagers ? Comment rester attractif pour le personnel ? Quels services sont à la pointe ? Lesquels sont inutiles ? Sur quels talents investir ? Quels seront les besoins de demain ? J'ai beau être attentif à ce qui se passe autour de moi, je ne vois rien de la sorte. Je vois surtout des vastes projets technocratiques dénués de sens pratique, des plans d'économies qui accouchent de souris, et des luttes de pouvoir incessantes.

Au risque de choquer, je crois même que l'hôpital gagnerait à être davantage géré comme une entreprise. Bien sûr, une entreprise dont le but ne serait pas commercial, mais qui serait néanmoins incitée à améliorer son attractivité et ses performances. Comme en Allemagne, où 85 % des directeurs d'hôpital ont une formation en économie, et une bonne partie viennent du monde entrepreneurial. Je ne doute pas un seul instant que la formule est difficile à trouver. Pour moi, la clé du succès passe d'abord par la décentralisation du pouvoir décisionnel. Au lieu de tout imposer d'en haut, il faudrait demander aux acteurs locaux ce dont ils ont besoin pour être plus efficaces, quelles économies ils pourraient réaliser, et quelles perspectives ils envisagent pour leurs services. Je suis sidéré que personne, ni à la direction de l'hôpital ni à celle de l'Assistance publique, ne prenne la peine de poser ces trois questions essentielles à chacun des responsables médicaux. On en revient toujours au même point : il faudrait laisser aux équipes une certaine autonomie, mais sans pour autant leur donner un chèque en blanc. Si les chefs de service étaient responsabilisés, ils seraient plus enclins à optimiser leurs pratiques et adhéreraient plus facilement aux projets de la communauté. Ils seraient certainement meilleurs gestionnaires qu'on ne veut bien le croire.

Il n'y a pas de honte à vouloir réduire les dépenses dès lors que les patients ne sont pas sacrifiés. Une fois n'est pas coutume, je voudrais donner ici un exemple de bonne décision prise à l'initiative de l'administration hospitalière.

Récemment, la directrice de Cochin m'a alerté sur le coût de la lithotritie pour les calculs urinaires. Ce traitement sert à casser les calculs du rein à l'aide d'une machine qui délivre des ondes de choc par voie extracorporelle. Chaque procédure dure moins d'une heure et se fait en ambulatoire, sans hospitalisation. La machine de lithotritie étant très chère à l'achat, beaucoup de centres préfèrent la louer à la journée. Elle est ainsi partagée entre différents établissements de l'AP-HP. Mais ce dispositif est de moins en moins utilisé. Il est progressivement remplacé par une autre procédure, plus efficace, qui consiste à pénétrer par voie endocorporelle dans le rein et à pulvériser directement le calcul avec un laser. Il y a quelques mois, l'administration s'est aperçue que nous ne faisions plus beaucoup de lithotrities. Par conséquent, la location de l'équipement coûtait plus d'argent à l'hôpital qu'elle ne lui rapportait. Quand la directrice m'a suggéré d'arrêter de faire venir la machine dont le coût n'était plus amorti, mon premier réflexe a été de vouloir m'y opposer. Par principe ou par orgueil, je préférais que le service continue à disposer de ce traitement quitte à ne l'utiliser que pour une poignée de patients. Puis, en y réfléchissant davantage, j'ai fini par admettre que cette activité occasionnait une perte financière non négligeable sans être vraiment utile à la collectivité. Je me suis résolu à la lâcher, en sachant que les rares patients à en avoir besoin pourraient être dirigés vers un hôpital voisin. Dans cette histoire, je reconnais volontiers que la directrice avait raison. Si je me suis rallié à sa position, c'est avant tout parce qu'il y avait une alternative thérapeutique pour les patients. Mais c'est aussi parce qu'on ne m'avait rien imposé. Le sujet a été évoqué lors d'une réunion médico-administrative du service de chirurgie ambulatoire, où chacun a pu s'exprimer, et c'est au terme d'une réflexion concertée que nous sommes convenus d'arrêter la lithotritie. Si l'hôpital-entreprise consiste à réduire les dépenses inutiles, sans pour autant pénaliser les malades, alors je suis preneur !

Si tant de monde perçoit l'hôpital comme une entreprise, c'est avant tout à cause de son mode de tarification, la T2A. Sans entrer dans les détails techniques, il faut savoir que la tarification à l'activité a progressivement remplacé l'ancien financement des hôpitaux qui était fondé sur un système de dotation globale. Au lieu d'être payés par des « enveloppes » forfaitaires, les établissements de santé reçoivent dorénavant la majeure partie de leurs ressources en fonction de leur activité. Chaque séjour est codé, selon la nature des actes réalisés, les antécédents du patient, les complications post-opératoires, etc. Or ce système génère beaucoup de dérives, en particulier dans les centres privés qui embauchent des « codeurs » professionnels. Ces redoutables experts de la tarification sont formés à optimiser le codage à l'aide de logiciels dédiés. Ils ont comme mission de pomper un maximum d'argent à la Sécurité sociale pour augmenter les recettes de leur employeur. La T2A induit inévitablement des fraudes et une inflation d'actes inutiles. La quantité prime sur la qualité. Et n'allez pas croire que l'hôpital public est en reste. Avec retard, il a suivi la même logique que les établissements de soins privés. Si bien qu'à l'échelle du pays la proportion d'actes médicaux injustifiés est aujourd'hui estimée à 30 %.

Agnès Buzyn, notre ancienne ministre de la Santé, avait décidé de s'attaquer au problème. Dans son plan « Ma santé 2022 », les toutes premières mesures proposées touchaient à cette question sensible. On ne peut que se féliciter de la volonté du gouvernement de réformer le mode de financement de l'hôpital, mais la tâche risque d'être particulièrement ardue. Maintenant que la T2A est bien en place, et qu'elle est entrée dans les mœurs, il va être très difficile de revenir en arrière. Ceux qui vont tenter de la détricoter risquent gros. S'ils veulent donner davantage de moyens aux services qui respectent les référentiels, la course aux actes ne sera pas supprimée. S'ils veulent en retirer à ceux qui ne les respectent pas, ils risquent de les asphyxier et d'aggraver les déserts médicaux. Quel que soit le système mis en place, il donnera toujours lieu à des difficultés. Car chaque nouvelle organisation est à double tranchant. Je cite souvent à ce sujet l'exemple de la chirurgie ambulatoire. Érigée en modèle d'efficience, elle peut pourtant donner lieu à des effets contradictoires. D'un côté, elle permet de réduire les durées d'hospitalisation et le personnel de nuit. Elle génère donc des économies. De l'autre, elle incite certains praticiens à faire sous anesthésie générale des actes autrefois réalisés sous une simple anesthésie locale en consultation. C'est le cas notamment de certaines biopsies. Sous la pression de devoir « remplir » l'ambulatoire, et pour désengorger les consultations, il devient plus commode d'hospitaliser les patients pour des actes très légers pourtant réalisables en externe. D'où le paradoxe suivant : ce genre de mauvaise pratique rapporte à l'établissement... mais il coûte à l'assurance maladie.

Ceux qui accablent l'hôpital-entreprise de tous les maux ont souvent comme seule proposition d'ouvrir les vannes. Ils se contentent de dire qu'il faut « mettre les moyens ». Ce discours n'est pas recevable. Je dirais plutôt qu'il faut affecter les moyens là où ils sont utiles, c'est différent. Notre pays n'est plus aussi riche que par le passé. L'argent ne tombe pas du ciel, il faut bien le trouver quelque part. On ne peut pas à la fois se plaindre de payer trop d'impôts et réclamer toujours plus de largesses de l'État. La crise des « gilets jaunes » a mis en exergue cette contradiction. Beaucoup se sont indignés de la multiplication des taxes dans un contexte où les services publics se détérioraient. Je suis d'accord avec eux sur ce point, mais comment faire ? Faire payer davantage les plus riches ? Ils sont déjà trop ponctionnés et quittent le pays. Pour moi, il faudrait surtout revoir le cœur même du système, s'atteler à une vraie réforme de la fonction publique. Je déplore que nos dirigeants politiques restent pusillanimes. On sent bien que pour maintenir la paix sociale ils se livrent en permanence à un jeu de bonneteau. Ils passent leur temps à déshabiller Pierre pour habiller Paul. C'est particulièrement vrai dans le domaine de la santé. D'un côté, ils augmentent le budget de l'aide médicale d'État. De l'autre, ils cherchent à dérembourser l'homéopathie pour économiser 130 millions d'euros. Ce n'est pas de cette façon que le pays pourra faire les investissements massifs dont nous avons besoin. Il faudra bien, à un moment donné, cesser de tergiverser et s'atteler à la seule réforme qui pourra dégager les marges financières nécessaires : celle de la Sécurité sociale.

Malgré cette évidence, le président de la République ne devrait pas se lancer dans un chantier aussi risqué. Avant l'épidémie, il était déjà embourbé dans la réforme des retraites, qu'il avait fini par vider de sa substance. Si vous m'autorisez une prévision, il jugera que ce n'est pas le moment d'en rajouter à moins de deux ans de la prochaine élection présidentielle. Comme ses prédécesseurs, il jouera la carte de l'apaisement et n'osera pas se mettre à dos les éternels insatisfaits. Il distribuera sans doute quelques milliards à l'hôpital, qui seront évidemment les bienvenus. Mais il n'entamera pas la refonte du système, et les milliards versés ne serviront qu'un temps. L'hôpital-entreprise sera enterré avant d'avoir vu le jour.

3

La moindre des choses

Comme dans tous les milieux professionnels, les différents personnels de l'hôpital peuvent bénéficier de quelques avantages, parfois perçus non pas comme une faveur mais comme la « moindre des choses ». Certains de ces avantages se trouvaient dans le collimateur. Mais comme nos soignants sont devenus des héros, les privilèges devraient avoir encore de beaux jours devant eux.

À mes yeux, le plus surprenant d'entre eux est la possibilité pour les agents originaires des DOM-TOM de partir en congés bonifiés. Instaurés en 1978 dans une optique de continuité territoriale, ces congés sont valables dans toute la fonction publique. Ils permettent aux personnes dont « le centre des intérêts moraux et matériels » se trouve dans leur département de naissance d'avoir deux mois de vacances supplémentaires tous les trois ans. Les billets d'avion sont pris en charge, pour l'agent concerné, son conjoint (s'il gagne moins de 1 500 euros par mois) et ses enfants. Le bénéficiaire perçoit en outre une majoration de salaire d'environ 40 % durant les deux mois, au titre de la « vie chère ». En pratique, la quasi-totalité des agents antillais, y compris les jeunes ayant gardé très peu d'attaches outre-mer, peuvent y prétendre. Car il suffit d'y avoir été domicilié, d'y être propriétaire d'un bien foncier, ou d'y avoir... de la famille proche. C'est bien sûr ce dernier argument qui est le plus souvent invoqué. Le coût du dispositif pour l'État est estimé à 600 millions d'euros par an. Outre l'aspect financier, je considère que les congés bonifiés à l'hôpital sont une aberration, et ce pour deux raisons. D'une part, ils génèrent une discrimination au sein des services en favorisant certains au détriment des autres. Qui plus est, sur un critère purement communautaire, ce qui est théoriquement répréhensible. D'autre part, ils aggravent les dysfonctionnements du quotidien. Dans une période de restriction budgétaire où beaucoup de postes sont supprimés, la plupart des services tournent déjà à flux tendu. Or, les Antillais sont particulièrement nombreux à l'hôpital, sans doute d'ailleurs grâce à cet avantage historique. Je ne connais pas un seul service qui n'en compte pas dans ses effectifs un minimum de trois ou quatre. Cela signifie que, chaque année, au moins un agent s'absente durant deux mois en plus de ses autres repos habituels. Pendant ce temps, il laisse ses collègues en difficulté. Comme la période ne se prête pas à la dépense, il ne faut pas compter sur l'embauche d'un intérimaire pour le remplacer. Notre service compte beaucoup d'agents antillais avec lesquels j'entretiens d'excellentes relations. Je ne leur ai jamais caché mon hostilité à ce dispositif et les taquine volontiers sur le sujet. Alors qu'ils se plaignent régulièrement devant moi du manque de personnel, il ne viendrait à l'esprit d'aucun d'entre eux de remettre en cause les congés bonifiés. Je peux tout juste obtenir, des plus sincères, l'aveu que c'est du pain bénit.

J'ai cru comprendre que le gouvernement était sur le point de se saisir de cette question. En 2019, il a fait savoir que les congés bonifiés seraient bientôt modifiés. Mais avec une certaine prudence : au lieu de les supprimer purement et simplement, il prévoit une nouvelle formule de congés moins longs mais... plus réguliers. Au lieu de deux mois tous les trois ans, les agents partiraient, toujours aux frais de la princesse, un mois tous les deux ans ! J'ai hâte de voir si cette réformette sera finalement actée. Et si tel était le cas, je me demande si les bénéficiaires oseront crier au scandale et menacer de faire grève.

Il existe un deuxième privilège, beaucoup moins connu, réservé celui-ci aux membres de la direction hospitalière. Certains peuvent bénéficier – excusez du peu – d'un logement de fonction. Pour leur participation aux gardes de direction, il leur est demandé de résider dans leur établissement ou à proximité afin d'assurer « la continuité de service public ». Je n'ai aucune idée du nombre de logements utilisés à cette fin, ni du coût que cette mesure représente pour les finances publiques. Mais avec tous les moyens de communication dont nous disposons aujourd'hui, on peut s'interroger sur la pertinence du dispositif. Tout le monde peut facilement comprendre qu'un directeur reste joignable en cas de crise sanitaire, d'événement grave, d'incendie... Mais de là à lui fournir un logement dans l'enceinte de l'hôpital, cela semble un peu excessif. Il nous arrive de déranger l'administrateur de garde le soir ou le week-end. En général, c'est parce qu'il manque un lit pour hospitaliser un malade venant des urgences. Il est alors chargé de voir si un autre service de l'hôpital a une place disponible. Je ne comprends pas bien en quoi cette mission, aussi importante soit-elle, justifie que son loyer soit payé par l'argent des contribuables. Il serait bien plus logique de proposer un logement aux internes et aux assistants qui passent des nuits blanches à s'occuper des malades.

Un de mes patients, fort sympathique au demeurant, a été pendant longtemps responsable d'un service administratif à Cochin. Cela fait des années que je le suis régulièrement en consultation. Un jour, j'ai noté une erreur sur la première page de son dossier médical et je lui en ai fait part pour que nous la corrigions ensemble. Ce n'était pas son adresse personnelle qui était inscrite, mais celle de l'hôpital. Très embarrassé, au point de rougir, il m'a confié qu'il n'y avait aucune erreur : l'adresse notée était bien la sienne ; il bénéficiait d'un logement de fonction. Cet homme est désormais à la retraite. Depuis quelque temps, il ne vit plus à l'hôpital mais dans le XIIIe arrondissement de Paris. Je suppose qu'il paie son loyer comme tout un chacun.

L'AP-HP, quatrième propriétaire foncier d'Île-de-France, est à la tête d'environ 10 000 logements, la plupart obtenus par dons et legs de patients. Situés dans les beaux quartiers de Paris, ils sont loués à des prix défiant toute concurrence. Les infirmières et les aides-soignantes, qui vivent souvent à plus d'une heure de l'hôpital, seraient heureuses d'apprendre que ce sont les fonctionnaires de la catégorie A, à savoir les mieux payés, qui en bénéficient le plus. Et que l'institution a du mal à libérer les 1 200 logements occupés par des anciens salariés ou des retraités de l'institution. Sans oublier les 500 autres occupés par des personnes n'ayant jamais travaillé à l'hôpital. Quant aux logements de fonction à proprement parler, ils seraient au nombre de... 1 600 ! Réservés théoriquement aux agents devant y résider pour nécessité absolue de service, leur cas particulier soulève quelques questions. Selon la Cour des comptes, une centaine d'entre eux seraient indûment occupés par des directeurs très éloignés de leur établissement d'affectation, et par quelques mandarins ne prenant même pas d'astreintes.

Vu la conjoncture immobilière, il est possible que l'attribution de logements de fonction soit de plus en plus encadrée dans le monde hospitalier. Mais les responsables administratifs n'ont aucun souci à se faire, car leurs tutelles ont trouvé la parade. Au cas où ils ne pourraient pas bénéficier d'un logement, ils sont en mesure de demander une « indemnité compensatrice mensuelle de logement ». Son montant dépend de la commune du lieu de résidence, et varie de 1 140 à 1 830 euros par mois. Elle s'ajoute au salaire et peut, bien entendu, être cumulée avec d'autres types d'indemnités.

Les médecins ne sont pas en reste. Eux aussi jouissent d'un privilège historique : la possibilité d'exercer une activité libérale au sein de leur service. Avant la grande réforme hospitalière de 1958, certains praticiens venaient à l'hôpital public le matin, puis partaient en clinique privée l'après-midi pour y gagner leur vie. Ce modèle a d'ailleurs perduré dans de nombreux pays. En France, depuis soixante-dix ans, les médecins exerçant à temps complet dans un hôpital public ont la possibilité d'y pratiquer une activité libérale à condition que cette dernière n'occupe pas plus de 20 % de leur agenda. Moins de 5 000 médecins, soit 10 % de l'ensemble des praticiens hospitaliers éligibles, optent pour cette pratique. Pourtant minoritaire, l'activité privée à l'hôpital reste très controversée pour l'image de « médecine à deux vitesses » qu'elle suscite dans l'opinion publique.

À titre personnel, je suis favorable à ce dispositif, dont j'use d'ailleurs depuis plus de dix ans. J'en connais parfaitement les inconvénients et les avantages. Parmi les aspects négatifs, je vois surtout les mauvaises pratiques de certains médecins, qui font trop de différences entre leurs patients privés et publics. Qu'ils passent un peu plus de temps en consultation avec leur clientèle privée ne me heurte pas. Mais qu'ils ne s'occupent quasiment que d'elle est beaucoup plus problématique. Ce comportement a tendance à s'estomper, mais on voit encore des chirurgiens, par exemple, qui ne vont au bloc que pour y opérer leurs patients privés – leurs patients publics étant systématiquement confiés aux assistants. Et c'est tout juste s'ils s'enquièrent de leurs suites opératoires. Il y a aussi des opérateurs dont l'organisation tourne entièrement autour de leur activité libérale. Leurs patients privés sont toujours opérés en première position, indépendamment de la nature et de la complexité des interventions. En fin de journée, pendant que leurs patients publics sont opérés par un chirurgien junior, ils en profitent pour assurer une consultation privée dans leur bureau. Il y a encore plus choquant : ceux qui demandent des honoraires aux patients privés, et qui, pour des raisons diverses, les font quand même opérer par un jeune collègue. On ne peut que déplorer ces abus, hélas trop rarement sanctionnés. S'il est vrai que l'activité libérale à l'hôpital est de plus en plus encadrée, son bon usage repose avant tout sur la moralité des praticiens.

Mais selon moi, le privé à l'hôpital a aussi des côtés positifs. D'une part, il permet de maintenir une certaine attractivité pour les médecins, dont les revenus sont beaucoup moins élevés que dans les établissements privés. Je n'ose imaginer le nombre de professeurs qui quitteraient l'hôpital public si l'activité libérale y devenait interdite. D'autre part, il permet de répondre à la demande de certains patients issus des catégories sociales élevées. Sans activité privée, ces derniers délaisseraient l'hôpital et se feraient soigner uniquement en clinique. L'hôpital deviendrait alors le recours exclusif des populations modestes, à l'image de l'école publique qui est en train de perdre les enfants les plus favorisés. Assez rapidement, l'hôpital finirait par devenir une sorte de dispensaire. Enfin, le privé profite à l'établissement sur le plan financier en générant deux types de recettes : celles directement liées aux actes réalisés, et celles provenant de la redevance payée par les médecins. Pour un chirurgien de l'AP-HP, cette redevance s'élève à 16 % des honoraires perçus pour les consultations, et à 25 % de ceux perçus pour les interventions. Si bien qu'un praticien dont l'activité libérale est importante versera à l'hôpital une redevance plus élevée que son salaire. De toutes les faveurs accordées par l'hôpital, l'activité libérale des médecins est finalement la seule à ne pas amputer les finances de l'établissement. Au contraire, elle renfloue ses caisses ! Quoi que l'on pense d'elle, qu'on la considère comme une anomalie ou comme une juste récompense, il n'en demeure pas moins qu'elle constitue bel et bien un privilège pour ceux qui la pratiquent. Ils ont la possibilité de multiplier par deux ou trois leur salaire, déjà situé dans le haut du panier.

Il existe un autre dispositif avantageux pour les médecins titulaires : les « activités d'intérêt général ». Un terme un peu pompeux pour désigner un véritable fourre-tout. Ces activités couvrent des domaines aussi variés que le soin, l'enseignement, la recherche, le travail en réseau, ou encore les missions de conseil. Elles peuvent être effectuées à l'extérieur de l'hôpital, au sein de structures publiques, privées ou associatives. Dans le règlement, elles sont autorisées jusqu'à deux demi-journées par… semaine, soit pas moins de 20 % du temps de travail ! Vu la nature protéiforme de ces activités, et leur caractère purement déclaratif, autant dire que leur authenticité est difficile à contrôler et qu'elles créent quelques suspicions. Surtout qu'elles peuvent légalement donner lieu à une rémunération.

Les seuls praticiens que j'ai vus en user sont les anesthésistes. Si quasiment aucun n'exerce une activité libérale, certains, en revanche, sont friands de ce procédé. Mais je n'ai jamais réussi à obtenir d'eux une explication claire à ce sujet.

Il faut savoir que les absences pour cause d'activité d'intérêt général s'ajoutent aux quinze jours d'absence autorisés chaque année pour les formations (congrès, enseignements universitaires...). Pour être honnête, beaucoup s'interrogent sur les abus qu'un tel dispositif est susceptible de générer. J'ai entendu dire que l'une de nos anciennes anesthésistes, sous couvert d'activités d'intérêt général, avait pu s'absenter quelques jours pour s'occuper de son déménagement. Cela lui aurait évité de rogner sur ses congés annuels. Un de ses collègues, lui, s'en servirait régulièrement pour aller travailler... en clinique !

Sur le papier, la réalisation d'activités d'intérêt général en dehors de l'établissement nécessite l'accord préalable du directeur hospitalier. En pratique, c'est assez facile pour le médecin concerné de s'arranger directement avec son chef de service. Il suffit que ce dernier ne déclare rien à l'administration. Quand on entend matin, midi et soir qu'il n'y a plus suffisamment d'anesthésistes pour remplir les listes de garde et assurer les programmes opératoires, on s'étonne que certains puissent ainsi s'absenter. On se demande surtout pourquoi le chef de service donne son approbation, lui qui se plaint de devoir souvent recourir, à grands frais pour l'hôpital, à des intérimaires !

Un autre avantage, cette fois-ci destiné à tous les agents de l'AP-HP, est qu'ils peuvent bénéficier des prestations proposées par l'Agospap. Créée en 1981, l'Association pour la gestion des œuvres sociales des personnels des administrations parisiennes fournit certaines aides aux personnels de l'Assistance publique et de la Ville de Paris. Ils peuvent ainsi profiter d'offres intéressantes pour leurs vacances en famille, les colonies de leurs enfants, et diverses billetteries (musées, cinémas, théâtres, parcs de loisir...). Chaque année, ils reçoivent un cadeau de Noël et une invitation à un spectacle avec leurs enfants. Les prestations sociales sont assez larges. Par exemple, le « prêt dépannage » vise à soutenir les agents devant faire face à une situation imprévue : divorce, frais de santé, obsèques... Il leur permet d'emprunter 500 à 3 000 euros à taux zéro. L'Agospap offre également aux agents une « allocation retraite », calculée au prorata du nombre d'années de service, pouvant aller jusqu'à 1 300 euros. Plus de 90 000 employés de l'AP-HP ont recours, d'une manière ou d'une autre, aux aides de cet organisme. Il n'est pas question pour moi de stigmatiser ce dispositif, qui s'adresse en grande majorité à des personnes ayant de faibles ressources financières. Mais il est bon de rappeler qu'il a un coût. En 2016, l'AP-HP aurait versé à l'Agospap plus de 18 millions d'euros, soit l'équivalent de 10 % de son déficit.

La mise à disposition d'une crèche est un autre avantage non négligeable. À l'hôpital, tous les membres du personnel peuvent y laisser leurs enfants. La crèche hospitalière n'est pas gratuite mais ses tarifs restent inférieurs à ceux des centres de garde privés. Les places sont attribuées en fonction des ressources des parents, en favorisant les plus modestes. Les agents ayant de faibles revenus paient entre 1 et 2 euros l'heure, et obtiennent une place sur leur site d'affectation. Les médecins sont un peu moins bien lotis.

Ils doivent payer deux à trois fois plus cher et n'ont pas toujours de place à proximité de leur service. Mais dans tous les cas, faire garder ses enfants à l'hôpital demeure très pratique. Les trois miens, qui sont nés à la maternité Port-Royal, dans un secteur de l'hôpital Cochin, y ont passé leurs années de crèche. C'était très confortable de les avoir à cent mètres du service où je travaillais. Non seulement le personnel était remarquable, mais en plus les horaires étaient flexibles. Je n'ai jamais été rappelé à l'ordre quand l'heure limite était dépassée. Autre commodité, et non des moindres : en cas de fièvre ou de diarrhée, je pouvais arriver rapidement sur place. Les événements récents ont porté au grand jour l'utilité de ce dispositif. On a pu apprécier que les crèches hospitalières restent ouvertes et deviennent gratuites durant toute la vague épidémique. Sans elles, les soignants auraient-ils été suffisamment nombreux pour faire face ?

Je voudrais finir cette liste d'avantages par le plus prosaïque, mais sans doute le plus appréciable de tous dans une ville comme Paris : la possibilité de garer son véhicule. Certains membres du personnel ont un accès illimité au parking de l'hôpital. Chaque année, le service de sécurité leur fournit une clé électronique pour en ouvrir la porte automatique. L'autorisation est conditionnée par le lieu de résidence et les horaires des agents. Sont naturellement prioritaires ceux qui habitent loin ou qui participent à la permanence des soins, en particulier la nuit. Mais il y a aussi certaines exceptions, dont je fais partie. Quelques responsables médicaux et administratifs jouissent d'un accès d'office au parking. J'habite dans un arrondissement limitrophe à celui de l'hôpital et pourrais très bien m'en passer. Mais pour cela, il faudrait aussi que je me passe de voiture et prenne les transports en commun, ce dont je n'ai pas la moindre envie. Au prix des places de stationnement à Paris, il n'est pas exclu qu'à l'avenir ce privilège disparaisse. En attendant, je reste parfaitement conscient du confort qu'il procure et bien heureux de pouvoir en profiter.

4

La bombe à retardement

Si aucun nouveau virus ne vient à se propager dans le monde, le prochain défi sanitaire sera celui du grand âge. Les patients très âgés, pudiquement appelés « seniors », ont vu leur nombre littéralement exploser dans les centres de santé. D'après les données de l'INSEE (Institut national de la statistique et des études économiques), presque un Français sur 10 a aujourd'hui plus de soixante-quinze ans. En 2070, cette proportion devrait doubler, et la France pourrait compter 270 000 centenaires. Il est vrai que grâce aux progrès de la médecine et à l'évolution de nos habitudes de vie, la population vieillit de mieux en mieux. Avoir quatre-vingts ans et se sentir en pleine forme est devenu un classique. On voit régulièrement des patients de cet âge continuer à faire du sport et à voyager. Ils ont pour seule contrainte de penser à prendre leurs deux ou trois comprimés quotidiens. Mais il y en a aussi beaucoup qui sont diminués. Ils ont réchappé à plusieurs infarctus, accidents vasculaires, interventions lourdes, ou même à des cancers. Ils prennent entre dix et vingt médicaments par jour. De prime abord, ils peuvent donner l'impression de bien se porter. Mais ils sont particulièrement vulnérables. Une grippe, une fracture quelconque, une infection pulmonaire ou urinaire, le moindre imprévu survient et tout peut basculer. N'importe quel pépin de santé, qui passerait comme une lettre à la poste chez tout un chacun, est beaucoup plus long et difficile à soigner chez eux. Quand il n'est pas fatal, il peut laisser des séquelles et compromettre plus ou moins durablement la reprise des activités antérieures. En fait le problème n'est pas tant le grand âge que la perte d'autonomie. Or, toujours selon l'INSEE, il y aurait en France 2,5 millions de seniors en perte d'autonomie ; ce nombre devrait atteindre 4 millions dans seulement trente ans. Ce sont évidemment ces personnes qui constituent le plus grand défi des années à venir en matière de prise en charge médico-sociale.

Dans les services d'hospitalisation, cette catégorie de patients progresse de façon ininterrompue. Tous les lundis matin, à 7 h 30, j'ai conservé l'habitude de faire la visite des malades avec les assistants, internes et infirmières du service. Année après année, je peux constater à quel point la proportion de personnes âgées et fragiles augmente. En gros, je dirais que, dans un service d'urologie comme le nôtre, pas loin d'un tiers des patients hospitalisés cumulent un grand âge et des pathologies lourdes. On peut supposer que c'est la même chose dans beaucoup d'autres spécialités : oncologie, médecine interne, orthopédie, chirurgie digestive... Pour la petite histoire, il nous est même arrivé de nous occuper, au même moment, d'un patient de soixante-dix-huit ans et de sa mère centenaire. C'était d'ailleurs assez drôle car le fils ne voulait pas que sa maman s'inquiète pour lui. Pourtant très proche d'elle, il avait réussi à lui cacher qu'il avait été hospitalisé dans le service quelques jours auparavant. Quand elle a été admise en urgence, pour un problème qui s'est révélé sans gravité, il m'a demandé de conserver le secret et de taire sa présence. Il fallait surtout éviter que les deux ne se croisent dans un couloir. Pour cela, la meilleure solution était de les éloigner au maximum l'un de l'autre. Sachant que la chambre de monsieur se trouvait au troisième étage, j'ai donc trouvé un lit pour madame au deuxième. Elle n'a pas su (et ne saura peut-être jamais) qu'au moment où elle était hospitalisée chez nous sa progéniture l'était également.

Je suis assez inquiet du devenir des seniors, et du peu de moyens que l'hôpital met à la disposition des équipes soignantes pour s'en occuper dignement. Ils sont les grands oubliés du système. On parle beaucoup, et à juste titre, de progrès technique, de réduction des durées de séjour, de chirurgie ambulatoire, de soins externes, d'hospitalisation à domicile... Mais ce discours purement technique oublie toutes celles et tous ceux qui ne peuvent pas rentrer dans les cases. Ils sont pourtant nombreux, et de plus en plus. Quand vous hospitalisez un malade à mobilité réduite, dénutri, algique, dément, et dont les traitements ne sont pas équilibrés, vous n'avez aucune idée de ce que vous allez découvrir durant son séjour. Vous pouvez tomber sur un problème insoupçonné, puis un autre, puis un troisième... Il faut tous les traiter, car ils sont toujours intriqués. Le patient restera parfois des semaines, si ce n'est plusieurs mois.

Il faut bien l'avouer, les hôpitaux français ne sont pas armés pour prendre en charge le grand âge. Il manque régulièrement un kinésithérapeute pour aider les patients à remarcher, une diététicienne pour équilibrer leur alimentation, un psychologue pour les faire sortir de l'isolement... Et encore, nous avons de la chance à Cochin de faire partie du même groupe que l'hôpital Broca. Situé à quelques centaines de mètres du nôtre, cet établissement est spécialisé en gérontologie. En cas de besoin, nous pouvons faire appel à l'équipe mobile de gériatrie, ce qui n'est pas donné à tout le monde. Malgré cette aide précieuse, il nous arrive de ne pas trouver de débouché pour un patient. Quand il a perdu son autonomie, ou quand ses soins sont trop lourds pour le laisser rentrer à la maison, il faut se mettre en quête d'un centre d'accueil. Ce sont les fameux SSR (soins de suite et de réadaptation). Cela peut virer au casse-tête pour l'assistante sociale, qui doit se battre pour trouver une place disponible, et si possible dans un centre dont la situation géographique convienne à la famille. C'est parfois un long combat. En attendant son nouveau point de chute, le patient reste dans le service où il n'a pourtant plus rien à faire. À l'échelle du pays, c'est un triple scandale : humain, sanitaire et économique. Humain, car vous avez dans l'ensemble des centres hospitaliers, un peu partout en France, des milliers ou des dizaines de milliers de personnes très âgées coupées de leur famille et de tout lien social, plus ou moins grabataires, sans point de chute adapté et privées de toute autonomie. Sanitaire, car l'absence de place en aval prolonge les durées d'hospitalisation. Or il est largement admis qu'une fois les soins médicaux prodigués, il y a une vraie augmentation des risques à rester trop longtemps dans un service. Un séjour prolongé expose en effet à de nombreuses complications, au premier rang desquelles se trouvent les infections nosocomiales et le syndrome de glissement. Ce dernier s'observe chez les seniors déstabilisés physiquement et psychiquement par une pathologie aiguë. Ils plongent dans une sorte d'apathie et commencent à manifester une lassitude de vivre. Économique enfin, parce que ces hospitalisations indues grèvent lourdement les finances publiques. Rappelons qu'une nuit passée à l'hôpital peut, dans un service de chirurgie, être facturée jusqu'à 2 400 euros à la Sécurité sociale.

Aujourd'hui, l'hôpital présente encore cet avantage de ne pas sélectionner les malades. C'est au contraire vers lui que convergent tous les cas complexes, peu « rentables » pour les structures privées. À titre personnel, je ne le vis pas du tout comme une contrainte. Il me paraît indispensable qu'une structure publique accueille tout le monde. Les équipes sont plus nombreuses, il y a des praticiens de garde vingt-quatre heures sur vingt-quatre, et une réanimation à disposition au cas où ça tournerait mal. D'ailleurs, la consigne de notre service est d'accepter sans discrimination tous les transferts des autres établissements, tous les patients lourds et toutes les complications des autres chirurgiens. La seule condition est bien sûr que nous ayons un lit disponible. Je demande donc à mon équipe de ne jamais refuser un patient au motif qu'il viendrait d'un autre centre, ou qu'il serait trop difficile à gérer. Accueillir tout le monde est pour nous une obligation morale, et même un honneur. Pour être tout à fait sincère, c'est aussi dans l'intérêt des chirurgiens en formation, qui peuvent ainsi voir durant leurs gardes une multitude de situations inhabituelles. Cela ne peut qu'améliorer leur apprentissage. Les gens seraient d'ailleurs surpris de savoir que, pour un cas complexe, il vaut souvent mieux être opéré par un jeune assistant de trente ans à l'hôpital public que par un chirurgien de soixante ans dans le privé.

Il faut toutefois rester vigilant. On commence à voir, dans certains services, une tendance à refuser de s'occuper des malades les plus lourds. Le manque chronique de lits, la pénurie de personnel, la course à l'activité, la pression exercée par les directions administratives pour réduire les durées de séjour et augmenter les recettes, tous ces facteurs sont à l'origine d'un changement d'état d'esprit. Jusqu'à récemment, les soignants avaient su résister à ce climat délétère. Force est de constater qu'aujourd'hui certains cadres et responsables médicaux sont tombés dans le panneau. Ils préfèrent garder un lit qui servira à trois patients légers dans la semaine, plutôt que le bloquer avec un malade très âgé ou complexe dont ils ne pourront pas se défaire. Récemment, en faisant la visite dans le service, je me suis étonné de voir que l'un de nos opérés attendait depuis plusieurs semaines un transfert en orthopédie. Il avait eu, dans les suites d'une intervention lourde de la vessie, de nombreuses complications dont une ischémie de jambe. Il avait frôlé la mort. Le problème urologique était réglé, mais il devait à présent avoir une greffe de peau au niveau d'un mollet.

L'équipe d'orthopédie de Cochin, contactée à de nombreuses reprises, disait qu'elle ne pouvait pas le prendre. Elle nous faisait mariner, reportant toujours à plus tard son admission. J'ai donc demandé à notre cadre pourquoi le malade ne retournerait pas dans son hôpital d'origine, en Bretagne, qui dispose également d'un service d'orthopédie. Elle me l'a froidement expliqué : « C'est maintenant aux hôpitaux de prendre en charge les bons de transport. S'il est transféré là-bas, ils vont devoir payer l'ambulance. Ils ne veulent pas. »

5

Le monde connecté

Un autre sujet préoccupant est l'expansion de la technologie numérique, dont l'un des pires corollaires sera la marchandisation de la médecine. Par rapport au reste du monde, la France a pour l'instant gardé beaucoup de retenue dans ce domaine. Dans la plupart des autres pays, il arrive de voir dans les journaux, sur des affiches publiques ou à la télévision, certaines publicités à l'effigie d'un établissement de santé ou d'un médecin. Chez nous, ce type de promotion reste tout simplement interdit. Notre pays se distinguerait-il par ses valeurs éthiques, son élégance, ou tout simplement par son aversion pour le bling-bling ? Je l'ignore, mais cette sobriété publicitaire n'est pas pour me déplaire.

Cela étant, certains signes redondants laissent penser que ça va rapidement changer. Chaque hôpital dispose aujourd'hui de son site internet. On y trouve bien sûr quelques informations pratiques, la liste des spécialités disponibles, les pathologies traitées et les numéros de secrétariat. Mais sur certains d'entre eux, on commence aussi à remarquer quelques données à connotation marketing : le cursus des médecins, leur domaine d'expertise, et le plateau technique de l'établissement (notamment quand il s'agit d'équipements très chers et dernier cri). Ce n'est pas encore de la publicité à proprement parler, mais on perçoit une tendance évidente à vouloir « attirer » les patients.

Nous avons été assez précurseurs dans ce domaine, en créant il y a plus de dix ans un site dédié à notre service d'urologie. Il est toujours en ligne, offrant au grand public à la fois des renseignements utiles, la possibilité de voir des vidéos chirurgicales et de poser des questions sur une pathologie ou un traitement. Depuis toutes ces années, je réponds quotidiennement aux interrogations des internautes. Au moment où j'ai fait installer le site, notre service était l'un des rares en urologie à le faire. Mais le phénomène s'est naturellement accru et la plupart des autres centres en sont maintenant également dotés.

Le palmarès des hôpitaux, publié tous les ans dans un magazine célèbre, a également marqué un tournant. La démarche qui consiste à faire un classement des différents établissements est très classique dans les pays anglo-saxons, mais beaucoup moins chez nous qui n'avons pas la même culture de la transparence. Pour chaque spécialité, le classement compare les services de tous les centres publics et privés de France, et leur attribue des notes selon différents critères. En compilant les notes, les auteurs parviennent à classer les trente ou cinquante premiers établissements à l'échelle nationale. Comme dans tous les classements, la méthodologie peut être sujette à moult critiques. Quand on est bien positionné, on est évidemment convaincu que l'analyse est très pertinente. Dans le cas contraire, on a tendance à considérer qu'elle est biaisée.

Pour l'instant, la santé reste un domaine relativement sanctuarisé et protégé des grands déballages publics. On s'en tient aux sites internet, au classement annuel des hôpitaux, et aux livrets donnés aux patients dans l'enceinte des établissements de soins. Je ne crois pas que cela ait un impact significatif. En tout cas, peu de patients abordent cette question devant moi. Certains doivent se renseigner dans leur coin, mais ce n'est pas pour autant qu'ils y attachent une grande importance. À part dans les villes où l'offre est généreuse, il y a de toute façon une telle difficulté d'accès aux soins que les gens se contentent d'aller là où ils trouvent une place. D'ailleurs, une étude récente a confirmé que le palmarès des hôpitaux n'influençait que rarement les patients dans le choix d'un service ou d'un praticien.

En réalité, ce qui me préoccupe le plus n'est pas ce qui est produit à l'intention des usagers. Les professionnels de santé et les journalistes sauront toujours faire part d'un minimum de sérieux et de tempérance. Je m'inquiète davantage de ce qui peut provenir des usagers eux-mêmes. Il y a quelques mois ont commencé à apparaître sur internet des espaces interactifs où les patients peuvent laisser leurs commentaires en ligne. Le site de l'AP-HP ne fait pas exception. Au moment où j'écris ces lignes, seulement six personnes ont pour l'instant exprimé un avis sur le service d'urologie de Cochin. Je vous laisse apprécier le dernier commentaire, que j'ai préféré laisser dans son jus (à l'exception du nom du praticien) : « Suite à un sérieux problème urinaire après mon accouchement j'ai été dirigée vers le service d'urologie. Pleine d'espoir je me rends donc à mon rendez-vous avec le Dr S. Comment vous dire, après une heure de retard, le médecin me reçoit accompagné d'un interne, il répond "je ne sais pas" à quasi toutes mes questions, finalement mon problème non résolu, on me demande d'apprendre à m'auto-sonder en quinze minutes (l'infirmière au passage était adorable). Je suis sortie de ce rendez-vous totalement dépitée, le Dr S. a pris mon numéro et devait me rappeler pour un suivi, j'attends toujours... Heureusement que je me suis prise en main et que j'ai été consulter en ville où j'ai eu la chance de rencontrer un vrai professionnel qui a su m'expliquer ce qu'il m'arrivait et me rassurer... En résumé je pense que le métier de médecin ne vaut pas la peine d'être exercé sans un minimum d'empathie... » Je ne voudrais pas donner l'impression de défendre ma paroisse, mais pour connaître l'hôpital de l'intérieur j'ai du mal à comprendre pourquoi cette patiente a émis un jugement si négatif et noté le service seulement 1/5, faisant du même coup baisser sa note globale à 4/5. De quoi se plaint-elle ? Si c'est de l'heure de retard, elle devrait comprendre que cela peut arriver quand on voit vingt personnes dans une demi-journée. Si c'est de la présence d'un interne, elle devrait savoir que c'est normal dans un hôpital universitaire. Si c'est des quinze minutes d'apprentissage, elle devrait plutôt s'en féliciter car c'est deux fois plus que nécessaire. Si enfin c'est de l'absence de coup de téléphone du chirurgien, rien ne l'empêche de se

« prendre en main », selon sa propre expression, et de joindre elle-même le secrétariat.

On peut difficilement prévoir les répercussions de ces prises de position anonymes et non filtrées dans le monde de la santé. Si j'adhère au projet du gouvernement de vouloir réformer le mode de tarification des hôpitaux, avec les réserves évoquées plus haut, je suis en revanche farouchement opposé à celui de généraliser l'évaluation des établissements de santé par les patients. Non par peur de leur jugement, ni par corporatisme, mais par souci de ne pas donner libre cours à la vindicte populaire. La rationalité et la modération ne sont pas données à tout le monde. On récolte suffisamment de propos outranciers et haineux sur les réseaux sociaux, dans les blogs et les forums de discussion. Il n'est pas utile d'en rajouter, *a fortiori* sur un sujet aussi sérieux que la santé publique.

Pour moi, il ne fait aucun doute que les médecins seront un jour soumis à l'obligation d'enregistrer leurs consultations, et les chirurgiens à celle de filmer leurs interventions. Les patients auront le droit d'exiger toutes les pièces de leur dossier. Il faudra alors leur remettre les enregistrements audio et vidéo. En lisant ces lignes, beaucoup vont croire que j'ai perdu la raison. Et pourtant, je suis convaincu que c'est l'affaire de seulement quelques décennies. Les moyens techniques sont déjà à notre disposition, il ne reste plus qu'à légiférer. Dans vingt, trente ou quarante ans maximum, le dispositif sera rendu obligatoire. Quand j'ai débuté mon internat, rédiger un compte rendu d'hospitalisation n'était pas systématique. Trente ans plus tard, nous sommes tenus de le donner aux patients dès leur sortie de l'hôpital. Et ils peuvent parfaitement entamer une procédure si cela n'est pas fait en temps et en heure. J'ai eu l'occasion de lire un compte rendu opératoire rédigé par un chef de service d'urologie dans les années 90. Il avait réalisé une ablation complète de la prostate à un patient atteint d'un cancer. Dans son rapport, la totalité de l'intervention était résumée en huit mots : « La prostate enlevée est grosse comme une orange. » L'opérateur avait visiblement eu quelques difficultés techniques en raison du volume de la pièce opératoire, mais avait préféré pudiquement ne pas trop donner de détails. Aujourd'hui, un chirurgien qui se permettrait une telle transgression pourrait avoir de sérieux problèmes.

Quand les malades auront pris possession du contenu de leurs consultations et des films de leurs opérations, ils pourront les mettre en ligne, exactement comme ils font aujourd'hui avec leurs photos et vidéos de vacances. Cela leur servira à impressionner la galerie. Ils pourront même s'inscrire à des groupes de patients qui compareront leurs expériences médicales. Tous ces contenus partiront dans les limbes d'internet où ils seront potentiellement stockés. On peut imaginer que des sociétés spécialisées saisiront l'occasion pour les récupérer, en faire le tri, puis classer les praticiens selon leur type d'activité, le profil de leur patientèle, leur approche relationnelle, les traitements qu'ils prescrivent, leurs durées opératoires et la précision de leurs gestes techniques. Contrairement au palmarès des hôpitaux publié dans la presse, ces données ne seront pas forcément rendues publiques. Elles pourraient être rassemblées dans des bases, puis vendues soit à des particuliers en quête d'un bon praticien, soit à des directeurs d'établissement. Quand on en arrivera là, la seule et unique chose que je souhaite est de ne plus exercer le métier de chirurgien.

6

Les politiques, responsables… jamais coupables

Bien évidemment, cette terrible crise sanitaire a ouvert une multitude de débats sur le rôle de nos dirigeants : pouvaient-ils anticiper ? Ont-ils bien géré la situation ? Quelles leçons vont-ils en tirer ? Ces questions paraissent légitimes dans une démocratie, mais l'histoire nous montre qu'elles restent souvent sans réponse. S'il est un art que les politiques savent manier avec brio, c'est bien celui de l'esquive.

En vingt ans, pas moins de trois réformes ont participé au sabotage de l'hôpital public : la mise en place des trente-cinq heures, la création des pôles d'activité, et la loi HPST. La nature même de ces réformes et leurs conséquences sont diverses, mais elles ont toutes un point commun : en dépit de leur nocivité, sinon officiellement admise, du moins largement suspectée, aucun des responsables politiques les ayant mises en œuvre n'a émis le moindre *mea culpa*. D'ailleurs, aucun ne prend le risque d'en parler.

En 2000, l'instauration des trente-cinq heures sous l'égide de Martine Aubry, ministre des Affaires sociales du gouvernement Jospin, restera à mes yeux l'une des pires plaies de l'hôpital. J'ai connu l'hôpital avant, je le vois après. Il n'est plus le même. Je ne sais pas s'il pourra se remettre de cette faute historique. Il est bien sûr impossible pour moi d'analyser les effets à l'échelle nationale de cette mesure. Comme souvent, les experts restent partagés sur cette question. Rappelons seulement que Jean Tirole, Prix Nobel d'économie français, a récemment qualifié la réduction du temps de travail d'« ineptie » n'ayant aucun effet bénéfique sur l'emploi. Ce dont je suis sûr en revanche, c'est que les trente-cinq heures ont défiguré l'hôpital. Elles ont considérablement changé la mentalité du personnel et l'état d'esprit général de l'institution. Elles ont été un véritable point de bascule psychologique pour toutes les personnes qui y travaillent.

C'est à partir de ce moment que certains se sont mis à parler davantage de leurs horaires, de leurs repos, de leurs jours de RTT et de leur compte épargne-temps, que de leur cœur de métier. C'est aussi à cette époque que l'organisation du temps de travail est devenue une activité à part entière. Avant les trente-cinq heures, l'élaboration des plannings représentait, pour les cadres, une tâche parmi beaucoup d'autres. En dehors de ça, elles pouvaient s'occuper de missions beaucoup plus intéressantes et en connexion avec les malades. Depuis les trente-cinq heures, la gestion des plannings est devenue leur activité principale, quand ce n'est pas exclusive. Entre les repos hebdomadaires, les repos annuels, les arrêts de travail, les congés maternité, les congés bonifiés, et maintenant les demandes d'intérim, les cadres ne savent plus où donner de la tête. Elles y consacrent la majeure partie de leurs journées, remplissant durant des heures et des heures leurs tableaux informatiques avec des cases de différentes couleurs. Tout cela serait peut-être gérable si les trente-cinq heures avaient été accompagnées d'embauches dans les services. Mais c'est le contraire qui s'est produit, les effectifs ayant été simultanément réduits. Pour les patients, les trente-cinq heures sont tout aussi problématiques. Car, pour simplifier l'organisation des plannings et faire des économies, la rotation classique des « trois-huit » a été progressivement modifiée. Au lieu de travailler comme autrefois huit heures par jour, cinq jours par semaine, les infirmières et les aides-soignantes tournent parfois en douze heures. Par conséquent, elles ne travaillent plus que trois jours par semaine. Pour elles, c'est souvent mieux. Comme beaucoup habitent loin de Paris, cette formule permet de limiter leurs trajets. Mais pour les relations entre patients et soignants, c'est une perte. La rotation du personnel étant plus rapide, les hospitalisés ne sont plus pris en charge par les mêmes soignants durant leur séjour. Ce qui peut évidemment altérer la qualité des soins.

Dans le débat public, les responsables politiques que j'entends critiquer les trente-cinq heures sont évidemment de droite. Quelques rares politiques de gauche ont l'honnêteté, sans aller jusqu'à critiquer l'ensemble de la réforme, d'émettre des doutes sur son application à l'hôpital. En déchiffrant bien leurs propos, on comprend qu'ils sont conscients du désastre mais tenus à une certaine réserve. Il s'agit surtout de personnalités de second plan. Mais parmi les ténors directement concernés, comme Mme Aubry, M. Jospin ou encore M. Strauss-Kahn, aucun n'a jamais eu cette élégance. Silence radio. Comme si les trente-cinq heures avaient comblé tous leurs espoirs.

Beaucoup moins connue du grand public, la création en 2005 des « pôles d'activité » a considérablement changé l'organisation des hôpitaux et le quotidien des soignants. L'ordonnance qui les a instaurés est signée de Philippe Douste-Blazy, alors ministre de la Santé du gouvernement Raffarin. Il s'agit de regroupements de services ou d'unités fonctionnelles ayant des activités de soins, d'enseignement et de recherche communes ou complémentaires. Les pôles sont dirigés par des chefs de pôle, issus du corps médical. Un contrat de pôle est signé entre chaque chef de pôle et le directeur d'hôpital. Y figurent les principales orientations stratégiques des différents services du pôle et certains objectifs chiffrés en termes d'activité, de ressources en personnel non médical, et de résultats financiers.

Conçus pour simplifier la gouvernance, fluidifier les filières de soins et mieux contrôler les dépenses, les pôles sont un échec retentissant. Quinze ans après leur création, la gouvernance n'a jamais été aussi bureaucratique, les soins aussi difficiles d'accès, et les déficits aussi élevés. Les pôles ne sont pas responsables du mauvais bilan économique des hôpitaux, à mon avis surtout lié à la baisse continuelle de leurs tarifs. En revanche, ils ont constitué une strate supplémentaire et brouillé tous les schémas décisionnels. Pire, en plaçant une poignée de médecins au-dessus des autres dans la hiérarchie hospitalière, et en les distinguant comme les plus proches collaborateurs de l'administration, les pôles ont insufflé une ambiance détestable. Ils ont créé le terreau pour des intrigues en tout genre. Ils ont attisé l'opportunisme, la méfiance et la jalousie. À tel point qu'aujourd'hui l'hôpital ressemble à une arène politique où chaque responsable médical, pour défendre son service, est prêt à salir ses collègues. On en a parlé plus haut : les pôles ont été modifiés à l'AP-HP. Des regroupements d'un nouveau genre, les DMU (départements médico-universitaires), regroupent également plusieurs services, mais cette fois-ci sur différents hôpitaux. Je suis prêt à parier que la gouvernance hospitalière ne sera pas simplifiée, et que les guerres de clochers vont continuer de plus belle.

Le sujet des pôles étant rébarbatif et méconnu de la population générale, il n'est jamais évoqué dans le débat public. C'est très simple : je n'ai jamais entendu un responsable politique aborder cette question. Pourtant, la grande majorité des acteurs de terrain pensent que les pôles ne sont pas neutres dans le profond malaise qui s'est emparé des soignants. MM. Douste-Blazy et Raffarin peuvent être tranquilles ; ils sont passés entre les mailles du filet. Les pôles ont cessé dans le plus grand CHU de France, et avec eux les questions dérangeantes.

La loi HPST a changé radicalement la physionomie de l'hôpital. Mise en œuvre en 2009 par Roselyne Bachelot, ministre de la Santé du gouvernement Fillon, elle restera perçue comme la réforme la plus hostile au corps médical. Elle a confié aux directeurs administratifs la quasi-totalité du pouvoir décisionnel, renforcé le rôle des pôles en les rendant obligatoires, et placé les hôpitaux sous la tutelle des ARS. Cette réforme a donc supprimé le pouvoir des médecins, les a mis sous la coupe de l'administration hospitalière, elle-même ayant été mise sous celle d'un autre organisme. À l'échelle de l'hôpital, elle a pulvérisé le rôle des chefs de service, transformé les chefs de pôle en responsables semi-médicaux, semi-administratifs, et placé le directeur en haut de la pyramide. En dix ans, elle a fait de l'hôpital une structure totalement bureaucratique et caporalisée.

La farouche hostilité au corps médical que véhicule la loi HPST a surpris beaucoup de monde et alimenté quelques suspicions. La rumeur veut que Mme Bachelot, travaillant à une époque lointaine comme déléguée médicale pour un laboratoire pharmaceutique, ait nourri un grand ressentiment à l'encontre des médecins qu'elle devait attendre durant des heures avant d'être reçue en rendez-vous. Que ce soit vrai ou non, il n'en demeure pas moins que cette réforme est parvenue en très peu de temps à démotiver la majorité des soignants. Et pourtant, s'il y avait un endroit où les gens étaient dévoués à leur métier, c'est bien l'hôpital. En dehors de quelques médecins carriéristes qui y trouvent encore leur compte (mais pour combien de temps ?), la plupart de mes collègues et du personnel paramédical font aujourd'hui le même constat : la suradministration éloigne les soignants de leurs missions premières, crée de l'inertie et donne lieu à une gestion rigide des ressources humaines. Même les chefs de pôle, qui avaient souvent choisi ce rôle par goût du pouvoir, sont en train de déchanter. Ils comprennent qu'ils ne sont guère écoutés, n'ont pas forcément plus de prérogatives que les autres, et que leur rôle finit par ressembler à celui d'un valet.

Il y a quelques mois, j'ai croisé mon ancien chef de pôle dans la cour de l'hôpital. C'était juste avant que les pôles de l'AP-HP ne soient restructurés. Par le passé, j'avais eu beaucoup de frictions avec lui. C'est lui qui m'avait expliqué, avec le directeur, que mes agissements étaient incompatibles avec la poursuite de mes fonctions. Je trouvais à cette époque qu'il était le parfait soldat de l'administration. Il ne voulait qu'une chose : que je me soumette aux injonctions de la direction et rentre dans le rang. Avec le temps, nos rapports avaient néanmoins fini par s'apaiser. Depuis quelques mois, je n'entendais plus parler de lui, ni lui de moi. Nous nous croisons donc ce jour-là et engageons une discussion cordiale. Il me dit attendre avec impatience que les pôles s'arrêtent. Je lui fais part de mon étonnement, car il avait toujours pris cette charge très à cœur, même un peu trop à mon goût. Il m'explique que tout cela relève de la mascarade. Que les pôles ont été largement dévoyés. Qu'ils auraient dû avoir une autonomie de gestion, avec un budget dédié confié au chef de pôle et réparti selon les besoins et les performances des différents services. J'acquiesce sur ce point et je lui demande pourquoi il n'en a pas été ainsi. Il me répond que l'administration se réserve non seulement toutes les décisions, mais aussi tous les budgets. Elle n'est pas capable de déléguer et n'accorde aucune confiance aux médecins. Ce n'est même pas de sa faute, car elle-même obéit aux ordres qui tombent de plus haut. Finalement, je lui demande ce qu'il compte faire quand il ne sera plus responsable du pôle. Sa réponse me cloue sur place : « Je suis totalement désabusé. Je vais continuer à travailler à l'hôpital, mais avec beaucoup moins de motivation qu'avant. Il m'a fallu trouver un autre centre d'intérêt. Je viens d'acheter une ferme en province et me lance dans la culture biologique. »

Le cas de ce médecin, chef de service réputé, gros travailleur, ayant lui-même cru au système et maintenant en train de jeter l'éponge, n'est qu'un exemple parmi d'autres. Tout le monde autour de moi a compris que la loi HPST avait fait perdre à l'hôpital une partie de son âme. Mais qui, parmi ses instigateurs, en a fait le constat ? Qui a pris la peine d'en dresser le bilan ? M. Fillon ? Il a eu quelques soucis et s'est mis en retrait. Mme Bachelot ? Curieusement, pendant plus de dix ans je ne l'ai jamais entendue en parler. Elle n'a été obligée de revenir sur le sujet que très récemment. Par voie de presse, elle a expliqué laconiquement que sa réforme avait eu pour but d'apaiser les conflits internes à l'hôpital !

Dans les mois à venir, nos décideurs politiques vont avoir du pain sur la planche. En plus de la reconstruction du pays, ils devront assurer leur défense face aux nombreuses critiques qui ne manqueront pas de fuser. Les tribulations de Mme Buzyn n'ont pas donné une image rassurante du gouvernement. En pleine montée de l'épidémie, elle quittait brusquement son ministère pour s'engager dans les élections municipales à Paris, quelques jours seulement après avoir déclaré qu'elle ne le ferait pas. À peine le premier tour passé, et alors que la tenue même du scrutin avait créé beaucoup d'émoi, la désormais ancienne ministre avouera qu'elle avait pressenti la catastrophe sanitaire à venir, avant de taxer l'élection de « mascarade ». Visiblement en roue libre, elle finira par confier publiquement son inquiétude quant à son avenir personnel !

Son remplaçant, Olivier Véran, a tenté de mettre un terme au brouillamini. Mais sitôt propulsé aux affaires, une avalanche de polémiques s'abattait sur lui et ses collègues du gouvernement. La plus embarrassante restera celle du manque de masques. Comment se fait-il que la population en ait été privée à ce point ? Sans même parler des soignants. Dans mon service, il a fallu attendre fin mars avant que n'en soit distribué à chaque membre du personnel un nombre... pour le moins restreint : trois par jour pour les infirmières et aides-soignantes, un seul pour les médecins ! Même interrogation pour les kits de dépistage : est-il normal que personne ou presque n'ait pu être détecté ? Que l'on ait rationné les tests peut se comprendre. Mais que les soignants au contact direct des malades n'aient pas été systématiquement diagnostiqués est digne d'un pays sous-développé.

Une autre polémique tournera autour du confinement. A-t-il été salvateur ou mortifère ? Trop strict ou trop laxiste ? Tout s'est dit et son contraire. Certains observateurs ont vanté l'efficacité du modèle chinois : traçage numérique, vidéosurveillance généralisée, gardes civils au pied des habitations, tolérance zéro pour l'indiscipline. Ils en appelaient à la dictature ! D'autres ont admiré la Suède, seul pays à avoir courageusement opté pour la préservation de toutes les libertés. La France, il faut bien le reconnaître, aura cumulé tous les handicaps : malgré deux mois de privations et une destruction d'emplois considérable, elle a affiché l'un des pires taux de mortalité !

Une troisième controverse concernera l'absence de coordination avec le privé durant une bonne partie de la crise. Pendant que les hôpitaux publics du Grand-Est débordaient, et que l'on transportait par hélicoptères de l'armée des malades de Mulhouse à Toulon, certains centres privés régionaux s'offusquaient de ne pas être mis à contribution. Ils restaient désespérément vides. C'est à se demander si nos fameuses ARS ont bien joué leur rôle de « préfets sanitaires ». On peut visiblement plus compter sur elles pour produire des fonctionnaires et des procédures inutiles que pour réagir à l'urgence.

Enfin, une quatrième critique portera sur la difficulté qu'ont eue les différents acteurs de la santé à obtenir en temps réel des données nationales précises : combien de lits de réanimation étaient disponibles sur le territoire ? Où restait-il des respirateurs ? Où en étaient les commandes de masques ? Devant l'absence de réponse à ces questions pourtant basiques, beaucoup ont pensé que le gouvernement tentait de brouiller les pistes. Mais l'explication pourrait être encore plus désolante ; on peut tout simplement se demander si lui-même disposait des informations. Quand on côtoie comme moi la bureaucratie française au quotidien, on ne s'étonne plus de rien.

C'est dans ces moments exceptionnels que l'État devrait montrer sa force régalienne. Au lieu de ça, nous avons eu droit à des messages tantôt lyriques et inconsistants, tantôt péremptoires et... contradictoires. Le 4 mars 2020, Sibeth Ndiaye, porte-parole du gouvernement, clamait que le port de masques était inutile. Un mois plus tard, Olivier Véran annonçait en avoir commandé deux milliards à la Chine ! Le 12 mars, le chef de l'État appelait à « éviter le repli nationaliste » face à un virus qui n'a « pas de frontières, pas de passeport ». Peu après, il nous informait que les frontières hors Union européenne resteraient fermées jusqu'à nouvel ordre...

Comprenant qu'ils devenaient inaudibles, nos dirigeants ont fini par adopter une nouvelle stratégie : celle de l'effacement. Ils se sont progressivement mis à l'écart. Le directeur général de la Santé, un ancien infectiologue, a pris toute la lumière. Il se fendait tous les jours d'un point télévisé, au cours duquel il égrenait d'une voix monocorde le nombre de nouveaux morts, avant de diffuser ses recommandations. Le ministre, lui, n'intervenait plus qu'au compte-gouttes. Tous les responsables politiques, y compris le président, insistaient sur le fait que chaque décision était soumise à l'avis d'un « Conseil scientifique ». On a ainsi appris que ce Conseil avait validé le début du confinement, puis sa prolongation. Il avait aussi autorisé l'évaluation de l'hydroxychloroquine. Il avait même approuvé le maintien des élections municipales ! Mais pourquoi diable nos gouvernants étaient-ils devenus si modestes ? Pourquoi d'un seul coup se cachaient-ils derrière les « sachants » ? Ils pensaient peut-être à plus tard. Ils préparaient la suite, et faisaient déjà le nécessaire pour être responsables mais pas coupables.

7

L'heure des choix

L'hôpital est devenu un parfait exemple du jacobinisme à la française. Le pouvoir est centralisé et déconnecté du terrain. Les instances intermédiaires sont pléthoriques et bureaucratiques. Et tous ceux qui interviennent localement, dans l'enceinte de l'hôpital, sont déresponsabilisés : les administratifs n'ont aucun compte à rendre aux médecins ou aux malades ; ils ont comme seule obligation d'atteindre les objectifs fixés par leur hiérarchie. Ils changent d'affectation et font carrière au gré des promotions. Les chefs de service ne sont habilités qu'à gérer le quotidien. Contrairement à leurs homologues européens ou anglo-saxons, ils ne disposent d'aucun budget et n'ont pas d'autonomie de gestion. Les personnels non médicaux font figure de variable d'ajustement. Les patients sont exonérés de tout effort, n'ayant qu'à se servir parmi les prestations offertes. Dans un tel système, chaque protagoniste est coupé des autres. Il est incité à rester à sa place, à profiter de son confort ou de ses avantages, et à ne prendre aucune initiative. Certains y trouvent leur intérêt, d'autres sont malheureux.

Mais pourquoi a-t-on fait ça ? Pourquoi nos politiques ont-ils ressenti le besoin d'enchaîner l'hôpital ? Pourquoi l'ont-ils privé de sa liberté ? Parce que l'hôpital public coûte très cher. L'argent, c'est bien ça, le nerf de la guerre. Face aux déficits chroniques, et faute de croissance suffisante pour réinjecter des moyens, nos gouvernants ont voulu à juste titre réguler les dépenses hospitalières. Mais ils ont utilisé la mauvaise méthode. Pour ne pas fâcher la population générale, ils ont choisi d'épargner aux patients toute contribution et de faire porter la totalité des efforts sur les professionnels. Ils ont décidé de mettre sous tutelle les prescripteurs de soins, à savoir les médecins, qu'ils jugeaient incapables d'engager eux-mêmes les économies nécessaires. Pour cela, ils ont cru bon de les assujettir à l'administration. En parallèle, ont été créées des normes et des procédures de natures très variées, justifiant *a posteriori* la multiplication et la montée en charge des instances administratives pour les faire appliquer. Sous couvert de garantir la sécurité des soins, elles ont servi de formidable prétexte aux gestionnaires pour s'immiscer partout et s'octroyer le contrôle de l'hôpital.

Le malaise ressenti par tous les acteurs de l'hôpital découle directement de ces choix. Les administratifs sont en apparence les grands bénéficiaires. Mais il n'est pas sûr que tous en tirent pleinement satisfaction. Empêtrés dans des strates complexes, ils passent une grande partie de leur temps dans des réunions rébarbatives. Ils font souvent figure de boucs émissaires faciles pour les soignants et l'opinion publique. Les médecins sont les grands perdants. Alors qu'ils portent l'hôpital à bout de bras, ils ont été dessaisis des grandes décisions. Beaucoup le vivent comme une humiliation. Les paramédicaux se sentent dévalorisés et écartés de leur mission première. Les patients, malgré tous les avantages dont ils jouissent, voient l'accès aux soins décliner, la prise en charge globale se dégrader, et commencent à réaliser qu'ils ont mangé leur pain blanc. Finalement, tout le monde est inquiet pour la pérennité du système.

Il serait intéressant de savoir si à côté de ces conséquences tragiques la politique conduite dans les hôpitaux a apporté le bénéfice escompté sur le plan économique. Sans avoir la moindre compétence sur ces questions, j'ai du mal à croire que ce soit le cas. En multipliant les strates administratives, en faisant plancher autant de personnes sur des procédures stériles et inapplicables, en fonctionnarisant l'ensemble d'une organisation qui marchait bien, en entravant la fluidité des soins, en dégoûtant les personnels de leur métier, et en recrutant à grands frais des intérimaires, comment pourrait-on être économiquement performant ? Les chiffres officiels vont dans mon sens. Quand on prend la peine de les consulter, on n'a pas vraiment l'impression que l'efficience soit au rendez-vous. La politique menée a peut-être assaini les comptes de l'État. Et encore, cela resterait à démontrer. Mais pour ce qui est de la situation des hôpitaux, personne ne peut raisonnablement penser qu'elle s'est améliorée. Il y a trois ans, la Cour des comptes s'est alarmée du bilan financier des neuf cents hôpitaux publics français. Leur dette cumulée s'élevait à trente milliards. Pas moins d'un établissement sur trois était jugé en situation d'endettement excessif ! D'où une perte significative de leur capacité d'investissement, évidemment très préjudiciable pour la santé publique. Qu'ils soient de petite ou de grande taille, la majorité des hôpitaux sont aujourd'hui dans le rouge, à tel point que certains se trouvent dans l'incapacité de payer les charges sociales de leurs personnels. Le montant cumulé des déficits n'a jamais été aussi élevé ; il aurait atteint un milliard d'euros en 2019.

D'après la plupart des experts, les deux grands facteurs expliquant le gouffre financier des hôpitaux sont la hausse mécanique des charges salariales et la baisse simultanée de leurs tarifs. Ces derniers n'ont fait que diminuer. Ils ont été réduits de 0,9 % en 2017, puis de 0,5 % l'année suivante. Quant à l'ONDAM hospitalier (objectif national de dépenses d'Assurance maladie), qui correspond au budget global attribué aux hôpitaux publics, son augmentation annuelle a stagné aux alentours de 2 % depuis presque dix ans, tandis que le « coût » de la santé a crû de 4 %. Pour résumer la situation, la Fédération hospitalière de France (FHF) a parlé d'« injonction contradictoire ». Par la voix de sa direction financière, elle a en effet mis le doigt sur un étrange paradoxe : d'un côté, le ministère de la Santé a imposé une baisse significative des tarifs de remboursement par la Sécurité sociale, officiellement pour compenser la hausse attendue du nombre d'actes réalisés. De l'autre, il a demandé aux établissements d'augmenter leur activité ambulatoire afin de réduire la durée des séjours hospitaliers. Après une hausse comprise entre 2 et 3 % par an jusqu'en 2016, l'activité des hôpitaux a brusquement chuté de 0,4 % en 2017, puis de 0,5 % en 2018. D'où la conclusion pour le moins amère de la FHF : les tarifs n'ont fait que baisser, mais ils n'ont pas été compensés par une hausse de l'activité... qui au contraire a ralenti ! Une équation intenable.

On me demande parfois de résumer en quelques mots ce qui a le plus changé à l'hôpital ces dernières années. La formule trouvée par l'un de mes collègues est celle qui dépeint le mieux la situation : « Avant, la gestion était au service des soins. Maintenant, c'est l'inverse : les soins sont au service de la gestion. » Il y a quelques années, un certain docteur Renaud P. a publié sur le site électronique du *Quotidien du médecin* un texte court mais rempli de bon sens pour décrire l'Assistance publique. Le voici dans son intégralité : « L'AP-HP rêve d'un hôpital parfait : sans médecin et sans malade. Des efforts sont entrepris dans ce sens, pour donner fortement envie aux médecins d'aller voir ailleurs et pour réduire le nombre de lits. Peut-être réussiront-ils un jour à faire une magnifique administration chargée exclusivement de distribuer les primes au mérite aux administratifs, enfin débarrassés de tous les autres facteurs de problèmes ? » Ce billet m'a beaucoup plu car il résume à merveille, et en seulement quelques lignes, ce qui pourrait arriver si l'on continue dans cette voie.

Véritable big-bang sanitaire, l'épidémie récente aura montré à tous que les soignants hospitaliers sont plus réactifs et mieux organisés que leurs tutelles. Cette vérité criante incitera-t-elle nos autorités à tout remettre à plat ? Je vois pour l'hôpital deux destinées possibles. Soit l'administration est définitivement proclamée seule et unique gestionnaire, et il finira par s'effondrer, soit médecins et patients sont remis au cœur du dispositif, et il pourra se ressaisir.

Le président de la République semblait avoir bien compris la nécessité de replacer les équipes médicales sur le devant de la scène. Le 18 septembre 2018, en direct de l'Élysée, il avait présenté les grandes lignes de son projet pour la restructuration de notre système de santé. Certainement bien conseillé par sa ministre, elle-même issue du sérail, il avait adressé aux soignants plusieurs messages allant dans ce sens. En parlant des hôpitaux, il avait notamment déclaré : « Je veux redonner toute sa place au service, car c'est l'espace de référence des soignants et le lieu de prise en charge des patients. » Un peu plus loin dans son discours, il avait ajouté : « En écoutant beaucoup de personnels soignants à l'hôpital, j'ai été frappé d'une chose, c'est qu'ils ont eu le sentiment d'être un peu dessaisis de l'évolution de l'hôpital durant ces dernières années et les dernières réformes. Dessaisis parce qu'on a peut-être regroupé en voulant créer des complémentarités entre services et éloigner les décisions du niveau le plus proche des patients ; éloignés parce qu'on a créé une administration de gestion qui a parfois aussi éloigné ou déresponsabilisé des personnels de santé. » Avant de conclure : « Et donc pour cela je veux remettre le médecin au cœur de la gouvernance. »

Ces propos ont été tenus il y a deux ans. Depuis, rien n'a été fait dans ce sens. Je ne serais pas surpris que la gouvernance de l'hôpital soit irrémédiablement placée sous la coupe exclusive de l'administration, et l'autonomie des soignants réduite à néant. Ce choix serait le plus facile pour nos dirigeants, et ce pour deux raisons. D'une part, ils sont davantage habitués à créer des instances administratives qu'à en retirer. D'autre part, ils n'auraient qu'à finir le travail entamé par leurs prédécesseurs. Imaginons qu'ils choisissent de s'inscrire dans cette démarche. Dans ce cas, il ne leur resterait plus que quelques étapes à franchir. D'abord, ils devraient briser définitivement les équipes paramédicales, qui restent un ciment fort dans les services. Ils pourraient, par exemple, cesser d'affecter infirmières et aides-soignantes à un endroit fixe, et instaurer de nouvelles fiches de postes leur imposant d'être mobiles. En vantant la « polyvalence », ils pourraient en quelques années transformer tous les agents en pions interchangeables afin qu'aucun ne puisse s'attacher à une équipe. Pour ne pas susciter trop d'opposition, ils pourraient en contrepartie inventer de nouveaux congés dits « de mobilité », par exemple une semaine tous les six mois, avant chaque changement d'affectation. Bien entendu, ces congés s'ajouteraient à tous les autres. Cette mesure nécessiterait de créer une sous-section de la direction des ressources humaines, laquelle serait exclusivement dédiée à la mobilité du personnel non médical.

En plus de dissoudre les équipes, nos responsables pourraient modifier le recrutement des médecins. Actuellement, les praticiens sont choisis par le chef de service. Ce dernier propose son candidat au chef de pôle (ou de DMU, département médico-universitaire) et au président de la CME. La demande est transmise à la commission des effectifs, composée majoritairement de médecins. À l'avenir, le chef de service pourrait devoir passer par une autre instance. Il pourrait s'agir d'une « commission de recrutement du personnel médical ». Composée essentiellement de personnel administratif (direction générale, des ressources humaines, financière), elle sélectionnerait les praticiens sur des critères d'« intérêt général », c'est-à-dire suivant les objectifs fixés par la direction. Elle évaluerait chaque année les besoins de l'hôpital en médecins. Leur nombre et leur répartition seraient calculés par des algorithmes, en fonction d'indicateurs chiffrés incluant le nombre de lits, le volume de patients traités et le bilan comptable du service.

La nomination des chefs de service pourrait également être revue. Elle est déjà l'apanage du directeur, mais il doit avant de signer recueillir l'avis du président de la CME. Cet avis n'est pas conforme. Cela signifie que le directeur peut en théorie passer outre un avis défavorable du président de la CME. Mais cette formalité reste néanmoins nécessaire, obligeant le chef d'établissement à composer avec son homologue médecin. C'est cette dernière disposition qui pourrait disparaître. L'idéal, pour les responsables administratifs, serait en effet de nommer seuls les chefs de service, sans aucun autre avis nécessaire que le leur.

Pour maintenir l'illusion de collégialité, un nouveau « bureau de direction élargi » pourrait être créé à cet effet, composé uniquement des directeurs des différents établissements du groupe hospitalier ou des hôpitaux de la région. Ce bureau serait chargé de nommer et de renouveler les chefs de service. Ainsi, la CME n'aurait plus aucune influence sur les responsables médicaux. En revanche, elle continuerait dans un premier temps à exercer un rôle dans l'élaboration des projets médicaux. Pour abolir complètement cette prérogative, il n'y aurait plus qu'une dernière étape à franchir : modifier les modalités d'élection des membres de la CME. Au lieu d'être élus par leurs pairs, ils seraient, à l'instar des chefs de service, désignés par une nouvelle instance. Elle pourrait s'appeler « commission de la représentation du personnel médical », et serait composée des principaux responsables administratifs (ceux de la commission de recrutement du personnel médical) et des quelques chefs de pôle ou directeurs médicaux des DMU. Et le tour serait joué : la CME ne serait plus qu'une assemblée fantoche, composée de médecins subordonnés et intégralement désignés par l'administration.

Enfin, pour tuer le dernier espace de liberté des médecins, l'activité libérale à l'hôpital pourrait être interdite au nom de l'égalité des chances devant l'accès aux soins. Cela permettrait non seulement de faire partir les praticiens les plus indépendants, mais aussi de supprimer l'indemnité de service public exclusif actuellement versée à tous ceux qui n'en exercent pas.

Pour l'instant, le scénario décrit ci-dessus relève de la fiction. Mais si quelqu'un avait annoncé il y a vingt ans à nos aînés ce qui allait se passer, il n'aurait jamais été pris au sérieux. À la vitesse où vont les choses, il serait irresponsable de se croire à l'abri du pire. En dépit des multiples manifestations de détresse et de colère, des alertes médiatiques et des grèves, nos tutelles pourraient parfaitement rester sourdes. Ce ne serait pas la première fois. Dans dix, quinze ou vingt ans, l'hôpital serait réduit à une machine usée et paralysée, rongée par la bureaucratie, truffée de strates inopérantes, composée exclusivement de professionnels médiocres et sous-payés. Vidé de ses médecins les plus ambitieux, rempli uniquement de fonctionnaires de la santé, il redeviendrait le dispensaire qu'il a été à ses débuts, destiné à accueillir uniquement les populations précaires et à fournir des soins élémentaires. L'hôpital tel qu'on l'a connu depuis plus d'un demi-siècle, synonyme de cohésion sociale, d'excellence et d'innovation médicale, serait bel et bien mort.

L'autre choix est de rendre aux soignants leur autonomie. Beaucoup plus difficile à mettre en application, il nécessite de retirer du pouvoir à l'administration. Il suppose surtout de faire confiance à des professionnels qui ont leur propre code de déontologie et ne sont pas directement sous la coupe de l'État. Pour revaloriser et responsabiliser les personnels non médicaux, il faudrait prendre l'exact contrepied de ce qui a été fait jusqu'à présent. Au lieu de mal les rémunérer moyennant une faible charge de travail, il faudrait les payer davantage contre une augmentation de leurs horaires. Le salaire des infirmières en France est l'un des plus bas des pays de l'OCDE, tout comme le nombre d'heures qu'elles travaillent dans l'année. Pourquoi ne pas repasser à trente-neuf heures par semaine et revaloriser les salaires de 20 % ? Cette simple mesure permettrait probablement à elle seule de pallier la pénurie de personnel dans beaucoup de services. Mais il faudrait également donner aux agents des perspectives de progression. Ceux qui développent une compétence particulière, dont les fameuses « pratiques avancées », devraient pouvoir toucher un supplément. Par exemple, une infirmière ayant acquis une expertise en hypnose pour atténuer les douleurs postopératoires percevrait une prime annuelle. Cette dernière ne serait pas décidée par l'administration, mais à la discrétion des cadres de santé qui géreraient un budget dédié à cet effet.

Pour que les soignants puissent à nouveau s'épanouir, une autre condition cruciale est qu'ils retrouvent un sentiment d'appartenance à une équipe. Il faudrait donc que les prises de décisions reviennent dans le giron des services. Cela ne peut évidemment passer que par l'arrêt des regroupements. Les pôles et les DMU favorisent l'inertie et les luttes intestines. La véritable réforme serait de retirer cette strate et de donner aux services une autonomie de gestion. Comme dans la plupart des pays développés, chaque service aurait à gérer sa bourse et son fonctionnement. Pour ce faire, le chef de service serait épaulé par un cadre administratif. Il disposerait de son propre budget pour recruter une partie du personnel, commander les équipements dont il a besoin et mener à bien ses projets de recherche. Bien entendu, il serait tenu de rendre des comptes à la communauté médicale et administrative. Régulièrement, il exposerait son bilan en termes de ressources humaines, d'activité clinique, de recherche, de publications, et même de comptabilité. Son budget serait alors adapté en fonction des performances réalisées et de l'atteinte ou non des objectifs annoncés. Chaque service disposerait ainsi d'une part de ses ressources financières. Il n'aurait ni à quémander à l'administration centrale, ni à s'immiscer dans les affaires des autres.

Autre changement salutaire, il faudrait créer un intéressement aux publications scientifiques. Dans notre pays, les services universitaires ne perçoivent aucune récompense pour leurs publications : ni argent ni moyens techniques ou humains supplémentaires. Les gains financiers sont directement affectés à l'administration ! Pour rendre le système plus incitatif, il faudrait orienter une partie des ressources vers les auteurs des publications. Ce serait à la fois plus juste et plus stimulant.

Quant à la CME, elle pourrait être à la fois réduite dans ses effectifs et renforcée dans son rôle. Aujourd'hui trop large puisqu'elle fait siéger tous les médecins titulaires, elle n'est bien souvent qu'une chambre d'enregistrement destinée à valider les décisions de la direction médico-administrative. La nouvelle CME serait la seule et unique véritable instance décisionnelle de l'hôpital. Elle comprendrait un président issu du corps médical, un nombre restreint de représentants médicaux, et les trois ou quatre plus hauts responsables administratifs. Les représentants médicaux comprendraient tous les chefs de service, ainsi que dix à vingt élus, selon la taille de l'établissement. La CME serait chargée d'élire et de renouveler les chefs de service, mais pas seulement. Elle devrait aussi voter toutes les décisions stratégiques, proposées par son président, le directeur de l'établissement, ou par l'un des chefs de service. Enfin, elle serait chargée d'auditionner tous les deux ans les responsables médicaux et le directeur.

Par vote, la CME déciderait alors de revoir le budget des chefs de service à la hausse ou à la baisse. Cette transparence, couplée à l'obligation de rendre des comptes à la communauté, pousserait tout le monde à la performance. Toujours dans une optique de responsabilisation, les directeurs seraient recrutés comme les chefs de service pour une durée de quatre ans renouvelable. Sur décision de la CME, ils pourraient être démis de leurs fonctions si la majorité des représentants de la communauté hospitalière juge qu'ils remplissent mal leurs obligations. Dans sa nouvelle forme, la CME serait ainsi garante d'une plus grande démocratie hospitalière. De taille raisonnable, elle pourrait être facilement consultable et remplacer toutes les autres instances. Cela allégerait tous les processus décisionnels et simplifierait considérablement l'organisation générale. Finalement, on reviendrait au système de jadis où les décisions étaient prises par les services, mais sans les abus de pouvoir ni les dépenses inconsidérées que l'époque autorisait. La CME jouerait un rôle de filtre et de contrôle ; elle serait le seul et unique intermédiaire entre les services et la direction hospitalière.

Une autre nécessité, et non des moindres : faire participer les patients à l'effort collectif. Mon avis est qu'ils devraient avancer une partie des frais en prévision de leur hospitalisation. Le montant à avancer serait fonction de leurs ressources financières. Ce dispositif, simple à mettre en place, leur ferait sans doute prendre conscience de la valeur des soins et davantage respecter les personnels hospitaliers. À l'AP-HP, il est déjà appliqué depuis plusieurs années pour les patients étrangers non couverts par la Sécurité sociale, qui doivent régler à l'avance la totalité des frais d'hospitalisation. Ils s'affranchissent d'un forfait global calculé selon le nombre de jours passés à l'hôpital. Ce système a été instauré pour réduire les impayés. Il fonctionne bien et permet de responsabiliser les patients. Dès lors qu'ils ont payé, ils viennent toujours à la date prévue et ne font jamais de simagrées dans le but de rester plus longtemps. Sans avancer de telles sommes, ce qui serait impossible et injuste, les patients français pourraient avoir à verser un acompte qu'ils récupéreraient à leur sortie.

Dans le même esprit, un système d'alerte devrait être mis en place pour réduire le nombre de consultations non honorées. Les patients ne venant pas à leur rendez-vous recevraient systématiquement un rappel à l'ordre et seraient définitivement exclus de l'hôpital en cas de récidive, sauf bien sûr pour une véritable urgence. J'entends d'ici les protestations des bien-pensants qui y verraient une entrave à l'accès aux soins. Je ne peux que leur suggérer de venir voir à l'hôpital ce qui s'y passe ; ils changeraient certainement d'avis.

Vous l'aurez compris, j'aimerais voir émerger un nouveau système où les pouvoirs seraient équilibrés, les médecins et l'administration partenaires et non adversaires, les services autonomes, et où chacun aurait à rendre des comptes. À mon sens, c'est le seul moyen de faire sortir l'hôpital de l'impasse. Ces orientations pourraient passer pour révolutionnaires tant elles vont à contre-courant de la politique menée depuis plusieurs décennies. Pourtant, ce modèle est en place dans d'autres pays où il n'est, à ma connaissance, aucunement remis en question. Aux États-Unis, au Canada ou en Allemagne, les services sont des grands « départements » de soins et de recherche autonomes. Le chef de service est un vrai gestionnaire ; il dispose d'un budget pour son équipe et fait les investissements qu'il juge nécessaires. En contrepartie, il est régulièrement contrôlé et peut perdre son poste en cas de manquement. Chez nous, les questions comptables sont exclusivement réservées à l'administration, qui n'a elle-même qu'une marge de manœuvre très réduite.

Enfin, il faut réfléchir à plus large échelle. Nous avons en France trop de petits hôpitaux généraux dont les coûts de fonctionnement sont très lourds et les performances médicales médiocres. Maintenus coûte que coûte par nos élus locaux, eux-mêmes mis sous pression par la population, ils représentent un non-sens sanitaire et économique. Sur ce point, il faut dire que le gouvernement a déjà pris une bonne décision. Un autre volet du plan « Ma santé 2022 » prévoit de distinguer trois types d'établissements : les centres experts, les hôpitaux intermédiaires, et ceux de proximité. Les premiers seront constitués pour l'essentiel des CHU. Ils recevront les cas les plus complexes et disposeront d'équipements de pointe. Les deuxièmes s'occuperont des pathologies médicales et chirurgicales les plus courantes, avec un bon niveau de technicité. Les derniers, qui manquent cruellement aujourd'hui, seront centrés sur la médecine générale, la gériatrie et la réadaptation. Ils disposeront d'un plateau technique suffisant pour faire les radiologies et les examens biologiques élémentaires. Si besoin, l'analyse des résultats pourra être confiée à des médecins extérieurs. Le gouvernement table sur quatre cents à six cents hôpitaux de proximité d'ici deux ans pour couvrir l'ensemble du territoire. Il s'est engagé à affecter une enveloppe dédiée à la rénovation de ces structures afin de les rendre plus attractives aux yeux des praticiens, notamment les libéraux dont la collaboration avec le public sera encouragée. Il est évidemment trop tôt pour estimer les chances de réussite de cette proposition phare, mais on peut déjà en louer la pertinence. La question est de savoir si les actes suivront les paroles.

Conclusion

L'hôpital a suivi la même évolution que l'ensemble du pays. Pendant les Trente Glorieuses, il a été intégralement reconstruit sur un modèle nouveau, reposant sur la performance, l'innovation et la générosité. Il a fait l'objet d'investissements massifs. Comme l'argent coulait à flots, les médecins avaient les coudées franches. Ils s'en sont donné à cœur joie, hissant l'hôpital universitaire français à un niveau jusque-là inégalé. Les soins, la recherche et l'enseignement en médecine ont tous les trois connu un élan magistral. Comme dans d'autres domaines, la France faisait alors office de précurseur et d'exemple à suivre pour une bonne partie du monde.

Quand l'argent a commencé à manquer, tout le monde a fermé les yeux. L'hôpital a continué à dépenser sans compter, laissant à tous les acteurs du système l'illusion que rien ne changerait. Les mandarins, alors tout-puissants et peu enclins à se remettre en question, se sont arc-boutés sur leurs pratiques et leurs privilèges. Ils auraient pu voir venir la débâcle mais ont préféré ne pas trop se poser de questions.

L'administration, quasiment inexistante à l'époque, ne pouvait rien faire. Les politiques, comme à leur habitude, ont laissé la situation se dégrader. Tout le monde pressentait que ça ne durerait pas et qu'il fallait entamer des changements profonds, mais les réformes ont été remises à plus tard dans une sorte de fuite en avant collective.

Lorsque la situation financière est devenue intenable, il a fallu prendre le problème à bras-le-corps. Les politiques ont soigneusement évité de responsabiliser tous les acteurs du système. Au lieu de mettre tout le monde à contribution, ils ont fait peser les efforts uniquement sur les soignants. Comme souvent, ils ont préféré la contrainte à la concertation. Ils ont créé une administration puissante et autoritaire, puis ont aboli le pouvoir médical. Cette mutation brutale a bouleversé en profondeur l'organisation et l'état d'esprit de l'hôpital. Elle a eu comme principales conséquences l'instauration d'une gouvernance bureaucratique, éloignée du terrain et uniquement préoccupée par la gestion comptable, puis le découragement des soignants. Au lieu de diminuer, les déficits ont poursuivi leur progression sous l'effet de la démographie galopante, de l'inflation des procédures technocratiques et de la momification d'un système totalement fonctionnarisé.

La période actuelle est historique. Chacun sait désormais que l'hôpital vit la fin d'un modèle. Il ne tient qu'à nos dirigeants de réparer les erreurs du passé et de refaire confiance aux médecins. Si l'hôpital parvenait à remonter la pente et à éveiller de nouvelles vocations, recouvrerait-il pour autant son état d'esprit d'antan ? Susciterait-il le même enthousiasme, le même plaisir de travailler ? Rien n'est moins sûr, car les mentalités ont changé. L'individualisme s'est infiltré partout. Chez les professionnels, l'engagement au service des autres a du plomb dans l'aile. En haut de l'échelle, le sens de l'intérêt général fait place aux calculs politiciens. En bas, la volonté de bien faire est remplacée par l'acceptation du travail bâclé. Et à tous les niveaux, le goût de l'effort commun se mue en quête de confort personnel. Chez les usagers, le respect de la chose publique est en berne. La reconnaissance pour le service rendu a été balayée par le droit et l'habitude d'être servi. Ces changements profonds dans la société ont largement contribué au délitement de l'hôpital.

Les turpitudes de la nature humaine ne se corrigent pas par décrets. Pour que l'hôpital reste performant et redevienne attractif, la loi peut faire beaucoup. Mais pour qu'il récupère le supplément d'âme qui a longtemps fait sa fierté elle ne peut pas grand-chose. Pour cela, il faudrait plus que des décisions politiques. Il faudrait aussi que nous tous, médecins, patients, personnel hospitalier dans son ensemble et observateurs extérieurs, revenions aux fondamentaux. Que nous puissions à nouveau considérer l'hôpital à sa juste valeur. Que nous comprenions vraiment son importance et sa singularité. Que nous réalisions notre chance de l'avoir et lui rendions tous les égards qu'il mérite. À l'époque où j'ai fait sa connaissance, l'hôpital n'était pas seulement apprécié pour son rôle utilitaire. Il jouissait aussi d'une aura mythique, presque sacrée. Il était admiré. C'est ce qui m'a tout de suite frappé. Et c'est ce qui m'a donné envie d'y rester. Mais ce statut spécial et privilégié, l'hôpital ne pourra le retrouver qu'à l'occasion d'une vaste prise de conscience collective. Le traumatisme que vient de traverser le pays accomplira-t-il ce miracle ? C'est maintenant ou jamais.

Remerciements

Je remercie Marie-Baptiste Duhart pour ses conseils éclairés tout au long de cette aventure.

Composition : IGS-CP
Impression : CPI Bussière en août 2020
Éditions Albin Michel
22, rue Huyghens, 75014 Paris
www.albin-michel.fr
ISBN : 978-2-226-44785-2
N° d'édition : 23824/02 – N° d'impression : 2049674
Dépôt légal : septembre 2020
Imprimé en France